新农村

防病知识丛书

健康体检

第2版

主编 郑 宁 黄维运

人民卫生出版社

图书在版编目（CIP）数据

健康体检 / 郑宁，黄维运主编 . —2 版 . —— 北京：
人民卫生出版社，2022.1

（新农村防病知识丛书）

ISBN 978-7-117-32413-7

Ⅰ.①健⋯ Ⅱ.①郑⋯ ②黄⋯ Ⅲ.①体格检查 – 基
本知识 Ⅳ.① R194.3

中国版本图书馆 CIP 数据核字（2021）第 230945 号

人卫智网	www.ipmph.com	医学教育、学术、考试、健康，购书智慧智能综合服务平台
人卫官网	www.pmph.com	人卫官方资讯发布平台

新农村防病知识丛书

健 康 体 检

Xinnongcun Fangbing Zhishi Congshu

Jiankang Tijian

第 2 版

主　　编：郑　宁　黄维运

出版发行：人民卫生出版社（中继线 010-59780011）

地　　址：北京市朝阳区潘家园南里 19 号

邮　　编：100021

E － mail：pmph @ pmph.com

购书热线：010-59787592　010-59787584　010-65264830

印　　刷：中农印务有限公司

经　　销：新华书店

开　　本：850×1168　1/32　　印张：3　　插页：2

字　　数：70 千字

版　　次：2009 年 12 月第 1 版　　2022 年 1 月第 2 版

印　　次：2022 年 1 月第 1 次印刷

标准书号：ISBN 978-7-117-32413-7

定　　价：20.00 元

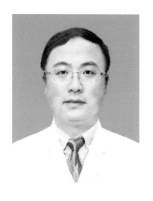

　　郑宁,浙江省金华市人民医院超声介入诊疗中心副主任,副主任医师,金华市青年科技奖获得者,金华市321人才。他主持浙江省卫生厅A类科技项目1项,金华市科技局重点科研项目3项,参与省市级科技项目5项。获得浙江省医药卫生科技奖2项,金华市科技进步奖3项。主编或参编书籍10部,在核心期刊上发表专业论文12篇。

主编简介

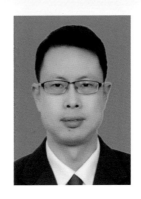

　　黄维运,浙江省金华市人民医院脊柱微创中心副主任医师。浙江省医学会创伤分会青年委员、浙江省社会办医协会疼痛分会委员、浙江省医学会金华手足外科分会委员,曾获评金华市人民医院"最美人医"。参编科普书3部,发表论文10篇。

《新农村防病知识丛书——健康体检(第2版)》

编写委员会

主　审　夏时畅　郑寿贵

主　编　郑　宁　黄维运

副主编　师　帅　严健洋　王会存

编　委（按姓氏笔画排序）

　　　　王会存　师　帅　严健洋　邹丽贞

　　　　应　杰　张云姣　郑　宁　翁　魏

　　　　翁美贞　郭存果　黄礼兰　黄维运

插　图　吴　超　郑海鸥

健康是群众的基本需求。党的十八届五中全会上,党中央提出了"推进健康中国建设"战略。可以预见,未来5年,我国将以保障人民的健康为中心,以大健康、大卫生、大医学的新高度发展健康产业,尤其是与广大农民朋友相关的基层医疗卫生,将会得到更快速的发展。在农村地区,发展与农民相关的健康产业,将大有可为。农民朋友也将会进一步获益,不断提升健康水平。

健康中国,必将是防与治两条腿一起走路的。近年来,随着医疗改革进入深水区,政府投入大量财力以解决群众"看病难、看病贵"的问题,使群众小病不出社区,方便就医。其实,从预防医学的角度来看,病后就诊属于第三级的预防,更有意义的举措应该是一级预防,即未病先防。而一级预防的根基就在于群众健康意识的提升,健康知识的普及,健康行为的遵守。农民朋友对健康的需求是日益迫切的,关键是如何将这种迫切需求转化为内在的动力,在预防疾病、保障健康上作出科学的引导。

这也是享受国务院政府特殊津贴专家的郑寿贵主任医师率队编写此套丛书的意义所在。自2008年起,该丛书陆续与读者见面,共计汇编18册。时隔8年,为了让这套农民朋友喜闻乐见的健康读本有更强的生命力,人民卫生出版社特约再版,为此,郑寿贵主任召集专家又进行了第2版修订,丰富了内容,更新了知识点,也保留了图文并茂、直观易懂的优点,相信会继续为农民朋友所喜欢。

呼吁每一位读者都积极参与到健康中国的战略实施中，减少疾病发生，实现全民健康。

浙江省卫生和计划生育委员会

60多年前,世界卫生组织(WHO)就提出了健康三要素的概念:"健康不仅是没有疾病或不虚弱,且是身体的、精神的健康和社会适应良好的总称。"1989年,WHO又深化了健康的概念,认为健康包括躯体健康、心理健康、社会适应良好和道德健康。1999年,80多位诺贝尔奖获得者云集纽约,探讨"21世纪人类最需要的是什么",这些人类精英、智慧之星的共同结论是:健康!

然而,时至今日,"没有疾病就是健康"仍是很多农民朋友对健康的认识。健康意识的阙如,健康知识的匮乏,健康行为的不足,使他们最易遭受因病致贫、因病返贫。

社会主义新农村建设是中国全面建设小康社会的基础。"要奔小康,先保健康",没有农民的健康,就谈不上全国人民的健康。面对9亿多农民的健康问题,我们可以做得更多!

为满足农民朋友对健康知识的渴求,基层卫生专家们把积累多年的工作经验,从农民朋友的角度出发,陆续将有关重点传染病、常见慢性病、地方病、意外伤害等农村常见健康问题编写成普及性的大众健康丛书。首先与大众见面的是该套丛书的重点传染病系列。该丛书以问答的形式,图文并茂,通俗易懂,相信一定会为广大农民朋友所接受。

我们真诚地希望,这套丛书能有助于农民朋友比较清晰地认识"什么是健康""什么是健康行为""常见病如何预防""生了病该如何对待"等问题,从而做到无病先防、有病得治、病后康复,促进健康水平的提高。

拥有健康不一定拥有一切,失去健康必定失去一切!

中国工程院院士 李连娟

前言

健康体检与居民生活休戚相关。从出生体检、儿保体检、入托入学体检、入职体检、婚前体检、孕产期体检、慢病人群体检、老年人体检等,人生不同阶段经历着不同类型的体检,持续性的健康体检堪称居民终生健康的指路明灯。居民健康体检的多样化与高频度,也反映了我国人民生活水平与健康意识的大步飞跃。健康体检的意义在于更科学客观地认识自我。

新冠来袭,疫情防控中我们倡导"每个人都是自身健康的第一责任人"理念,倡导每个人采取戴口罩、勤洗手、一米线、用公筷等行为方式。"每个人都是自身健康的第一责任人"理念与健康体检的用意如出一辙,不谋而合。常听见有人感叹,平时感觉很好,一体检,结果发现血压高了、血糖高了、血脂也高了……如果经常性地开展健康体检,健康危害因素一定会被更早发现,更早干预,居民对自身健康认识会更加理性。

健康体检的项目种类繁多,专业性强,非专业人士难以恰当取舍。本书由长期从事疾病预防控制和临床一线的专业团队共同撰写,立足基层,从居民的角度,对健康体检概念、常见项目、体检结果分析等问题进行了深入浅出地解读,帮助农民朋友积极参与健康体检,从而对自身健康负责。

人的一生,唯有健康是不可替代之基石。进入新时代,党和政府启动了健康中国战略,提出健康是促进人的全面发展的必然要求,是经济社会发展的基础条件,是民族昌盛和国家富强的重要标志,也是广大人民群众的共同追求。在健康中国的建设中,让我们每个人都成为小小的"健康细胞",让我们从健康体检开始,听取专业的建议,采取健康的生活方式,投资自身健康,储备健康!

本书编写过程中,得到了浙江省卫生系统相关人员的指导和帮助,在此表示衷心的感谢。同时也要感谢一版编者及参考与引用国内同行文献与著作的作者,更要感谢郑寿贵主任在精力欠佳的情况下为完成本书再版所作出的巨大贡献。由于本书内容涉及面广,编著者水平有限,如有纰漏之处,恳请同行专家及广大读者不吝赐教。

编者

2021 年 6 月

目录

一、体检的一般常识

二、常规体检的项目

三、重点人群与重点疾病的体检

四、特殊检查项目

一、体检的一般常识

1. 健康体检有什么好处

定期健康体检是保护人体健康十分重要的措施,是预防疾病发生、延缓疾病进展、实施自我保健的重要方式。通过健康体检至少有四个方面的好处:一是能从各项检查指标和数据上观察到身体功能反应,了解自己身体各主要脏器的功能状态,全面地评价自己的健康状况。二是能在早期检查出潜在的疾病,达到早发现、早诊断、早治疗目的,降低身体受损程度,最大限度地保证身体健康。三是对原有的疾病定期复查,确定有无加重、减轻或痊愈,有利于指导今后的治疗和预防保健工作。四是针对专家提出的健康建议,树立积极的健康理念,改变不良的生活习惯,消除不利于健康的危险因素和生活方式,提高自身的健康水平。

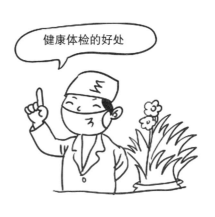

健康体检的好处

2. 什么叫健康体检

健康体检是指在身体未出现疾病症状时,主动到医院或体检中心进行的身体检查。体检医师通过感官检查和借助必要的

1

器械、仪器检查,以及同受检者的语言沟通,结合可能影响身体健康的各种因素进行综合分析,评价受检者的健康状态,提出健康干预措施,促进人体的健康。

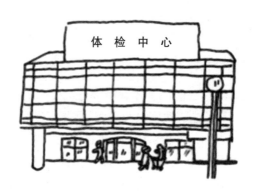

3. 健康体检和医疗检查有什么区别

健康体检和医疗检查同样是体格检查,同样是医生工作,同样是仪器检查,怎么会不一样呢? 区别的关键在于健康体检和医疗检查的目的与结果不同。

健康体检的目的是"预防为主""治未病",即在身体未出现不适或症状前的定期全面检查,结果是发现异常体征,从常规化验数据的量变中寻找身体质变的信息,在全面体检的基础上发现不健康的因素。

医疗检查的目的是"救死扶伤""治病救人",即针对患者伤痛或疾病,围绕症状和体征进行以专科体检为主的有关检查,目的是迅速明确诊断,找出病因,结果是医生根据伤员或患者的具体情况,采取有针对性的治标或治本医疗措施,使之摆脱外伤或疾病的困扰羁绊,甚至在生命危笃的边缘获得恢复和新生。

4. 健康体检有哪些种类

健康体检根据体检的目的和性质不同,可分为以下几种类型:

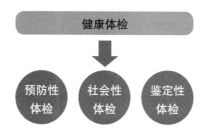

预防保健性体检:通过医学手段对身体进行定期全面检查,以了解身体的健康状况,达到对疾病早期发现、早期诊断、早期治疗的目的。

社会性体检:按照国家有关法律法规和政策要求,对从事相关专业的人员进行的上岗前、在岗期间、离岗前的定期或不定期的检查,如求职就业、从事食品、托幼、公共场所服务业等工作人员进行的体格检查。

鉴定性体检:指职工因工伤、职业病或交通事故进行致残程度等情况的医学鉴定或对某些体检结果存在异议,需进一步检查而进行的体检。

5. 健康体检多久做一次合适

人的身体器官是个复杂的系统,为了保障自己的身体健康需要定期体检。那么,体检多久做一次? 体检间隔时间也是因人而异的,要根据自身的性别、年龄、健康状况、职业和家族病史等方面情况综合考虑来作出选择,一般认为 6 月龄到 1 岁的孩子最好是每 2 个月做一次身体健康发育体检,1 ～ 3 岁的孩子每半年检查一次。中青年最好 1 ～ 2 年做一次检查。人一旦上了年纪,疾病就会因为身体新陈代谢的减慢随之增加,各种疾病的患病率明显提高,所以步入老年期的朋友至少要每隔半年体检一次。特别是患有糖尿病、高血压、冠心病的人群,应该间隔 3 ～ 4 个月就检查一次心电图、血压和血尿便常规等。已婚妇女除基础检查外,还要每年做一次子宫和乳腺的检查。

通过健康体检,可以了解自身健康状况,及时发现身体的潜在危险因素,以便及时干预、终止疾病的发生发展。

6. 健康体检前需做好哪些准备

参加健康体检前几天就应当开始做一些必要的准备。首先,了解体检时间、地点、体检项目,其次,根据体检要求,在饮食、运动、服药、衣着等方面进行准备;最后,收集以往因病就诊、手术、体检的有关资料,提供给医生,如心中有疑问的,请在体检过程中向医生寻求健康相关问题的解答,与医生积极沟通。

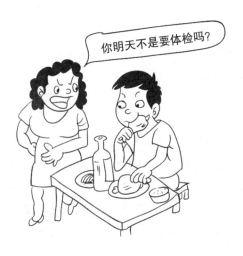

7. 什么是居民健康体检

城镇居民健康体检属于预防保健性体检,是由政府统一领导、卫生部门牵头、有关部门协作、乡镇政府负责实施的,为参加城镇居民基本医疗保险的对象提供免费健康体检。多数地方为老年人体检每年组织一次,为一般成年居民每两年组织一次。通过体检,居民常见病、多发病能做到早发现、早诊断、早治疗,是切实保障居民身体健康的重大举措。

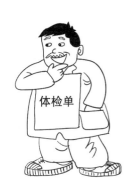

8. 体检前的饮食有什么要求

体检前三天内,保持正常饮食,宜食清淡食物,不吃动物内脏、猪血、牛血等油腻、高蛋白食物,避免大量饮酒。

体检前一天晚上 8 点以后应禁食,以免影响第二天空腹血糖等指标的检测。体检当天,需进行抽血和 B 超检查的,要求空腹,待抽血、B 超检查后,方可进食。

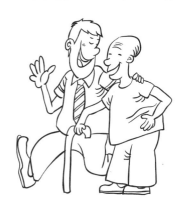

9. 体检前的运动有什么要求

体检前 48 小时要避免剧烈运动和重体力劳动,保持心态平静,不可情绪激动,还要保证充足的睡眠。体检当天晨练也应停止,以免影响体检结果。

10. 体检时的服药有什么要求

体检要求空腹，但对慢性病患者服药应区别对待。如高血压及冠心病的降压、抗凝与抗栓治疗，患者每天清晨服药是必需的，贸然停药或推迟服药会引起血压骤升或冠脉缺血，发生危险。按常规服药后再测血压，体检医生也可对目前的降压和治疗方案进行评价。对糖尿病或其他慢性病患者，也应将常用药物带在身边，在采血后及时服药，不可因体检而干扰常规治疗。

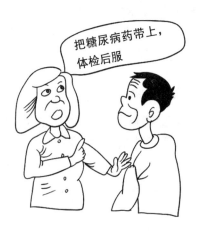

11. 体检时的穿着有什么要求

体检前日最好能洗个澡，体检当天为便于操作，穿着应简单方便、宽松大方，比如不宜穿着高领套头衫、紧袖上衣、紧腿裤子等，女士不要穿连衣裙、连裤袜和连体紧身内衣。为便于 X 线检查，宜穿棉布内衣，勿穿带有金属纽扣的内衣、文胸。体检当天，最好不要化妆，特别不要面部化彩妆，不涂唇膏、睫毛膏，不涂指甲油。

12. 体检时的佩戴有什么要求

体检时最好不要佩戴明显垂挂的耳环、项链，不要佩戴金属的饰品；钱包、手机、手表、钢笔、钥匙等贵重物品，最好放在一个随身的小包内，并妥善保管。

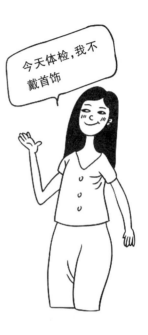

另外，如果你平时是戴眼镜的，那么还是戴眼镜去；如果是戴隐形眼镜的，在检查视力时要摘下放好。

13. 喝水会影响体检吗

对于体检前的要求，大多数有过体检经验的人都不会陌生，这就是"在体检前10小时之内必须禁食，早上需空腹体检"。但很多人反映，他们经常会为"体检前禁不禁"这个问题烦恼不已。那么体检前可以喝水吗？一般认为体检当天清晨，起床后可以喝200毫升的水（除非有特殊要求），不会影响体检结果。但空腹喝含糖饮料会使血糖骤然升高，会导致胆囊收缩，特别是在体检抽血前的几小时之内，最好不要喝含糖饮料，以免影响体检结果。

14. 什么是健康体检的一般程序

健康体检程序是指合理安排各科体检项目的先后顺序，一般可按此进行：

领体检表 → 填写基本情况 → 抽血 → B超 → 早餐 → 各科检查和仪器检查 → 交回体检表。由于健康体检往往是集体组织的,现场人多拥挤,经常出现排长队的现象。因此,需要保持心态平和,服从医护人员安排,按预约时间体检,有序进行各项检查。

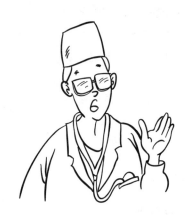

15. 如何合理把握体检时间

健康体检一般都安排在早上进行,参加体检的人要略早于体检通知时间到体检中心,一方面可以熟悉体检科室与环境,在体检时不浪费时间,另一方面能够平定心情,避免因赶路时的紧张而对体检结果产生影响。

体检化验要求在早上 7:30—8:30 采空腹血,最迟不超过9:00。太晚会因为生理性内分泌激素的影响,使血糖值失真,所以不要误时。

体检时还要学会"灵活机动"。按照体检程序,先空腹抽血或腹部 B 超检查;早餐后,依据"哪里空,先到哪"的原则,进行各科检查和仪器检查,这样就可减少等候的时间。

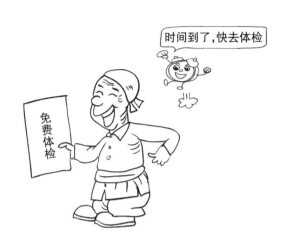

16. 如何正确看待体检结论

体检是对一个人健康状况的一次普通筛查,有时受某些因素的影响,检查结果可能不是实际情况的真实反映,如有些健康指标敏感性很高,有些指标常处在动态之中,而体检检测到的只是一个瞬间数值。因此对体检结果要正确地、科学地去看。

首先,不能极端地看问题。有人一看体检结论是"正常",便以为万事大吉。其实体检结论所指的"正常",仅说明这次检查项目所代表的身体功能处于"允许范围",并不表示身体功能是"最佳状态"。也有人发现体检报告中有"阳性"或"升高""降低"的记载,便以为自己得了什么大病,忧心忡忡,甚至有的人"病急乱投医",白白花去许多钱财,健康状况反而更糟糕。

其次,要全面分析体检结果。体检报告上的诊断结论往往是当时客观的描述所见。如出现异常,应结合近期和体检前生活习惯、饮食、运动、疾病、治疗等方面综合分析。最好是向医生咨询,听取医生的建议,包括是否有病,是否需要治疗,如何采取健康的生活方式等。

最后,要动态观察体检结果。仅仅根据一次体检结果就给自身健康盲目下结论是不科学的。所以要把过去体检或就诊、住院的信息和本次体检结果结合起来分析、判断,还要与必要的补充检查结果结合起来分析、判断,为医生诊断提供重要的依据。

17. 如何正确看待检验报告

到底该如何正确看待体检报告中各项检测指标的正常与异常,检测指标的正常与异常对受检者意味着什么? 当然,这些结果需要医生去分析,但自己也可通过识别相关符号,学会对照检验报告中"参考值范围",对结果有个初步认识。

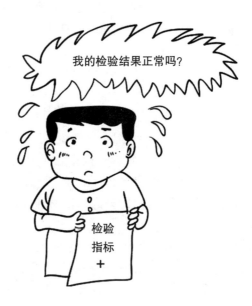

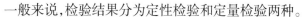

　　一般来说,检验结果分为定性检验和定量检验两种。

　　当要表明被检验物质的有或无时,即为定性检验的结果,一般用"(+)、POSITIVE、POS"等表示"阳性";用"(±)"表示"弱阳性";以"(-)、NEGATIVE、NEG"等表示"阴性";有时也用"NORMAL、NORM"等表示"正常"的含义。值得注意的是,有时"阳性"或"+"并不一定代表"检查结果异常"。

　　当要表明被检验物质的多少时,即为定量检验的结果,则用"具体数值"表示形式的报告,并附有结果的正常参考值范围,但不同医院、不同仪器、不同方法检测所使用的正常参考值可能有差异。一般用"(↑)、HIGH、H"等表示"数值高于正常";用"(↓)、LOW、L"等表示"数值低于正常"。在一般情况下,检验结果的数值接近或等于正常参考值的上限,表示处于"临界"状态;超出了正常参考值范围都可能属于异常。

18. 体检发现问题后怎么办

　　体检结果出来后,发现某些项目有异常或有疑问,应当直接向医生进行重点询问,必要时还需采取以下措施:

　　复诊:当一项检查结果存在疑虑,或对该次检查情况无法下结论时,就需复诊。复诊是针对同一项目再做一次检查,根据历次检查结果进行解读,作出结论。

　　追踪:当检查的结果已有结论,为观察其变化或评估治疗效果,就需追踪。

　　就医:当体检结果已明确显示疾病、需要治疗时,就必须就医。其中不容拖延者,更必须"立即就医"。

　　进一步检查:当检查项目不足以作为诊断根据时,就须到医院做进一步检查。进一步检查所用的方法通常不同于原来的方法。

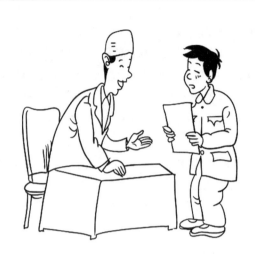

19. 妥善保管体检资料有什么好处

近年来，"健康管理"理念已被世界各国所推崇，实际上健康管理就是对个体或群体的健康进行全面监测、分析、评估，提供健康咨询和指导，以及对健康危险因素进行干预的全过程。

健康体检资料和医疗资料都是个人的健康信息，是对健康和疾病风险进行评估和对健康危险因素实施干预的重要依据。因此，无论从个人健康、家庭和谐、社会贡献各方面来说，妥善保管、科学利用体检资料都是有很大好处的。

20. 如何管理和使用体检资料

管理体检资料的目的，是要建立自己的"健康档案"。居民健康档案通常包括个人基本信息、健康体检、重点疾病健康管理记录、医疗卫生服务记录等。健康档案可持续性的记录个人生活习惯的变化、健康状况的变化，对加强自我健康管理十分有益，必要时可将相关信息存入电脑，便于查找利用。

健康档案的使用：

（1）了解健康状态。根据健康档案所收集的资料进行动态分析,对自己当前的健康状况、机体功能作出判断,树立信心。

（2）协助诊断治疗。当就诊时,如能带上健康档案,便于接诊医生更准确全面地掌握病情,对诊治疾病非常有参考价值。

（3）疾病风险评估。根据所收集的个人健康信息,由专业医生（健康管理师）对个人的健康状况及未来患病或死亡的危险性用数学模型进行量化评估,指导个人降低风险。

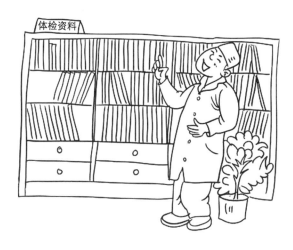

二、常规体检的项目

21. 农村居民健康体检的常规项目有哪些

成年农村居民健康体检的基本项目包括：内科物理检查，外科物理检查，心电图检查，血、尿、粪常规检验，肝、胆 B 超检查（部分地区老年人增加双肾、妇女增加子宫和附件检查），血脂、血糖检验，肝功能检测等。已婚育龄妇女还应增加常见妇科疾病的检查。

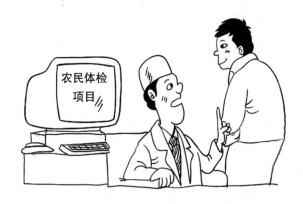

由于各地体检中心技术配置、设备条件不同，或者受检对象不同，还有一些免费体检的安排规定等，健康体检的项目选择可能各地会有差异。

22. 为什么不能随意舍弃检查项目

所有规定要做的体检项目,既有反映身体健康状况的基本项目,也包括一些针对严重疾病和常见疾病的特殊检查项目。有些检查对疾病的早期发现有特殊意义,如肝脾触诊、外生殖器检查、直肠指诊检查等。有的受检者因怕麻烦或害羞,自动放弃某些项目检查,如果受检者真有病变,自然也就失去了早期诊断和治疗的最佳时机,后悔莫及。

虽然健康体检是健康状况评价和疾病初步筛查的手段,不可能查清所有病症,但任何健康体检都有明确的目的,设计的检查项目都有一定的意义,因此不建议随意舍弃某项检查。

23. 体检时应向医生提供哪些情况

体检过程是受检者与医生进行交流、沟通最好的机会,千万不要抱着"考考医生,看你查得出什么毛病"的心理,隐瞒病情和不适,更不要提供虚假的信息。在体检过程中,针对自身的问题或顾虑,向医生提出自己的疑问,寻求医生的指导和建议。

如果受检者曾有过手术或疾病,尤其是近三个月内有过患病、就诊、服药情况,应主动告知体检医生,最好把相关的病历、化验报告、检查结果等资料带上,以便让医生了解你原先的疾病和健康情况,对你的过去治疗效果、现在身体状态、今后预防保健进行全面评价,提供相应的干预措施。

为让医生有正确的分析判断,体检者还应向医生提供职业史、既往史和家族史等情况。

24. 什么叫职业史

职业史是指受检者曾经和现在所从事工矿企业的工种、劳动环境、有毒有害物的接触情况及接触时间。对农村居民而言，从事家禽家畜和水产养殖、运输、销售、屠宰等，也属于职业史，由于从事此类职业的人员可能接触染病动物及其污染物，是人畜共患病的高暴露人群。所以在体检时应当把从事什么职业、在哪里做的、做多长时间、有无接触史、接触方式等情况告诉医生。

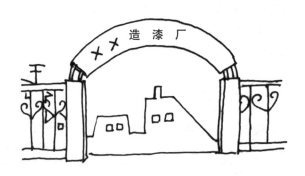

25. 什么叫既往史

既往史是指受检者以往的健康状况和过去曾经患过的疾病（包括各种传染病）、外伤手术、输血、预防接种、过敏反应等情况，特别是与现患疾病有密切关系的疾病、诊疗和用药，以及受检者是否曾经有过对某些药物、食物、预防接种或其他接触物出现过敏反应的情况等。

26. 什么叫家族史

家族史是指受检者的父系、母系、直系和旁系三代之内亲属的健康与疾病情况，主要了解有没有人得过与受检者同样的疾病，是否有遗传性疾病或家族聚集性疾病。

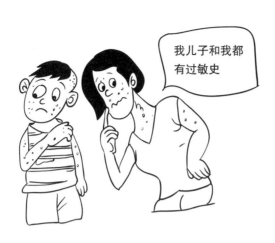

27. 为什么要测量血压

血压是血液在血管内流动时,对血管壁产生的压力,是推动血液在血管内流动的动力。

血压包括"高压"和"低压"两部分。心脏收缩时,血液从心室流入动脉,此时血液对动脉的压力最高,称为收缩压(俗称"高压");心脏舒张时,动脉血管弹性回缩,血液仍慢慢继续向前流动,而血压下降,此时的压力称为舒张压(俗称"低压")。血压值多以毫米汞柱(mmHg)为单位表示。

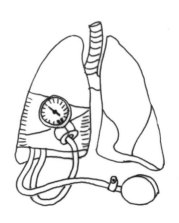

通过测量血压,可以了解血压是否过高或过低,体内动脉血管的弹性是否良好,是否可能存在引发高血压或低血压的疾病。

28. 测血压时要注意什么

正常人血压在不同时间、不同精神状况和不同姿势下是不一样的。为了准确反映血压的实际情况,在测血压时要注意以下几个问题:

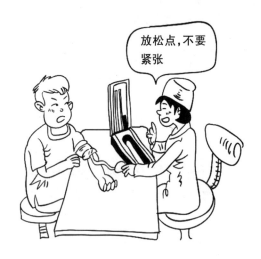

放松点,不要紧张

在测血压前 30 分钟不吸烟、喝酒、饮浓茶或咖啡等饮料,避免在过冷、过热环境中待太长时间。

受检者在情绪紧张、激动时,或剧烈运动后不要马上测血压,要至少静坐 10 分钟,使精神放松后再测。

测血压时受检者坐正,双足平放在地面上;脱下上衣的一只袖子,不要卷起紧口的衣袖;手臂平放在桌面上,掌心向上,上臂和心脏在同一水平位上,肌肉放松,不要屏住呼吸。

高血压患者已规律服药的,不必停药,测得的血压提示药物控制下的血压状态。

29. 哪些疾病会引起血压升高或降低

成人血压正常范围是 140 ～ 90/60 ～ 90 毫米汞柱。如果长期收缩压 ≥ 140 毫米汞柱和 / 或舒张压 ≥ 90 毫米汞柱，就可以认为是高血压；而血压长期低于正常值的下限，就可以认为是低血压。

引起血压升高的常见疾病包括原发性高血压病、继发性高血压病，如肾炎、肾上腺肿瘤或肾上腺功能亢进、妊娠中毒、颅内压增高、甲状腺功能亢进、主动脉瓣闭锁不全等。

引起血压降低的常见疾病包括心包积液、甲状腺功能降低、大出血、休克、严重外伤或烧伤、心衰等。

30. 为什么要测量身高和体重

测量身高、体重可以判断人的生长发育水平、体型和胖瘦程度。

通常以年龄、身高、体重、第二性征、智力等指标来判断发育的正常与否。发育正常时，年龄和体格的成长呈相应的比例。生长发育与遗传、内分泌、营养代谢、生活条件、体育锻炼等因素有密切关系。体型是指身体各部位发育的外在表现，包括骨骼、肌肉的成长与脂肪分布的状态。一般把体型分为匀称型、矮胖型和瘦长型三种。脑垂体、甲状腺、性腺异常均会导致发育与体型异常。

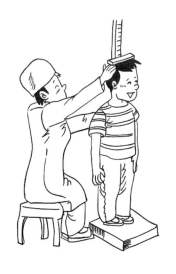

31. 怎样判断身高体重是否标准

用测得的身高和体重数据,按照公式计算,可以测算一个人的身高体重是否标准,下面介绍两种计算公式和判断方法。

公式1:身高(厘米)−105=体重(千克)。

判断方法:实际体重数与计算后的体重数比较,增、减10%以内者都属于正常;超过10%者为"超重";超过20%者为"肥胖";低于10%以上为"体重减低";低于20%以上为"消瘦"。

公式2:体重指数(BMI)=体重(千克)÷[身高(米)]²

判断方法:成年人的体重指数正常值是18.5～23.9。低于18.5为消瘦;24～27.9为"超重",≥28为"肥胖"。

32. 内科检查包括哪些内容

内科物理检查是医生通过对受检者的身体进行视、触、叩、听、嗅等方法进行检查,结合受检者提供的健康和疾病信息,对受检者的各脏器和各系统的功能作出初步的判定。具体内容包括以下五个方面:心脏检查、肺部检查、腹部检查、神经系统检查和一般情况检查。

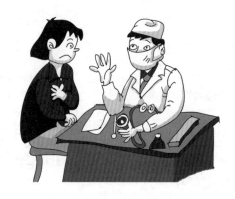

一般情况检查主要包括发育体型、营养状态、语调语态、面容表情、皮肤毛发等,尤其要查看巩膜(俗称"眼白")有无黄染、睑结膜(眼皮内面的黏膜)是否红润、眼睑及双足踝部有无水肿等。

33. 内科检查时要注意什么

内科检查时,需要放松心情,主动陈述病史、配合医生检查;穿着宽松、解脱方便的服装;不要"涂脂抹粉"以免掩盖正常肤色;在心、肺听诊时不说话、不屏气;在肝、脾触诊时,须平躺在诊断床上,解松裤带,双腿弯曲、放松腹肌、均匀呼吸;在神经系统检查时,要按照医生的要求,做到该放松时就放松,该用力时就用力。

34. 呼吸减慢或增快有什么意义

正常成人静息状态下每分钟呼吸次数(呼吸频率)为16～20次。若每分钟呼吸次数低于12次称为呼吸过缓,超过24次称为呼吸过速。呼吸过缓常见于麻醉剂或镇静剂过量和颅内压增高等;呼吸过速主要见于发热、疼痛、贫血、甲状腺功能亢进症及心力衰竭等。一般体温每升高 1℃,呼吸每分钟大约增加 4 次。

35. 心跳的快慢有什么意义

为了保障人体组织器官的血液和营养供应,心脏发挥动力泵的作用而不停地跳动,把血液输送到身体各个部位。正常成人安静时每分钟心跳次数(心率)为 60～100 次。女性较男性稍快,儿童偏快(3 岁以下的儿童心率多在每分钟 100 次以上),老年人多偏慢,经常锻炼的人心率较慢。

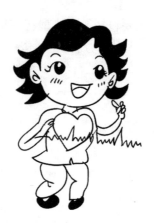

　　成年人每分钟心跳次数低于 60 次称为心动过缓,高于 100 次称为心动过速。

　　心动过缓可见于长期从事重体力劳动的人和运动员;也可见于甲状腺功能减退症、颅内压增高、阻塞性黄疸、病态窦房结综合征、二度或三度房室传导阻滞以及洋地黄、奎尼丁或心得安(普萘洛尔)类药物过量或中毒。

　　心动过速常见于正常人运动、兴奋、激动、吸烟、饮酒和喝浓茶后,也可见于发热、休克、贫血、甲亢、心力衰竭,以及应用阿托品、肾上腺素、麻黄素等药物之后。

　　当发现心跳过快、过慢或忽快忽慢时,还要结合心跳规律(心律)和心电图检查结果综合分析。

36. 什么是心脏的一般检查

　　心脏的一般检查通常是指采用视诊、触诊、叩诊、听诊等方法对心脏进行的检查。医生对受检者进行心脏检查时,首先观察心尖冲动的位置以及有无异常搏动,并用手触摸胸部检查有无震颤、有无心包摩擦感,同时叩击胸部了解心脏边缘的范围,确定心界大小。然后,医生通过听诊器检查心率快慢、节律是否整齐、心音是否正常、有无心脏及血管杂音、心包摩擦音。

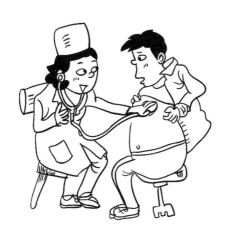

37. 什么是肺部的一般检查

肺部的一般检查通常是指采用视诊、触诊、叩诊、听诊等方法对肺部进行的检查。医生对受检者进行肺部检查时,首先,观察胸廓有无畸形,两侧胸部呼吸运动是否对称,呼吸节律与频率有无改变。然后,医生会在胸部的上下、左右、前后多个部位通过听诊器检查呼吸音的强弱,有无异常呼吸音、有无干湿性啰音及胸膜摩擦音。有时还会运用触诊、叩诊等方法做进一步检查。

38. 什么是腹部的一般检查

腹部的一般检查通常是指采用视诊、触诊、叩诊、听诊等方法的检查。医生对受检者进行腹部检查时,首先,观察腹部皮肤色泽、有无隆起、包块、腹壁静脉曲张,用手按压腹部检查腹壁的紧张度、有无压痛、反跳痛,检查肝脏是否增大或下移、肝脏的硬度、有否结节或压痛,脾脏是否肿大。通过叩诊和听诊检查有无腹水(移动性浊音)、肠蠕动时的声音(肠鸣音)是否正常。

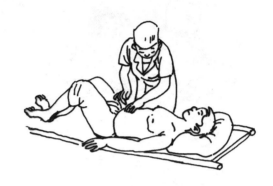

39. 什么是神经系统的一般检查

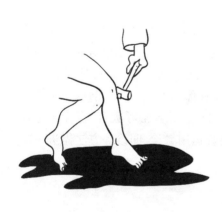

医生对受检者进行神经系统的一般检查时,首先,观察受检者的意识状态是否清晰、语言是否流利,然后,用简单的器具,通过划、刷、叩、拉等方法检查浅表神经和脑神经的功能状态,了解受检者的肌力、肌张力、生理反射是否正常、有无病理性体征等。

40. 外科检查包括哪些内容

外科物理检查是医生通过对受检者的身体进行视、触、叩、听、嗅等方法进行检查,结合受检者提供的健康和疾病信息,对受检者身体的各部位和有关脏器作出初步的判定。具体内容包括以下八个方面:甲状腺检查、淋巴结检查、乳腺检查、脊柱检查、四肢关节检查、泌尿生殖器检查、肛诊和一般情况检查。

一般情况检查主要包括发育、营养、体态、面容、表情、步态的观察;同时要察看皮肤颜色、弹性、光泽、是否存在瘢痕及其他改变(如皮疹、炎症、皮下结节、脂肪瘤、溃疡等)。

41. 外科检查时要注意什么

外科检查时,往往需要"赤身裸体",有人羞于私密处的检查而放弃体检项目,因而也就失去早期发现疾病的最佳时机。所以,外科检查时要放松心情,主动陈述病史、配合医生检查;外科检查通常自上而下进行,医生对受检者每个部位的检查都会有要求,例如,检查甲状腺时要求配合咽口水、检查四肢关节时要求配合做一些动作、检查男性外生殖器时要求原地跳动、检查肛门时要求弯腰并暴露臀部等。受检者要按照医生的要求,完成相应的检查。

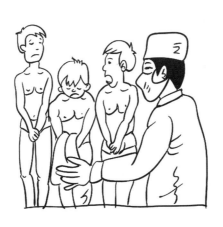

42. 甲状腺检查有什么意义

正常人甲状腺位于甲状软骨(俗称"喉结")下方和两侧,外观不突出,女性在青春期可略增大。吞咽动作时可见肿大的甲状腺随甲状软骨上下移动,医生用手指在甲状软骨两旁触摸,检查甲状腺肿大程度、对称性、硬度、表面是否光滑或有结节、有无压痛和震颤等。

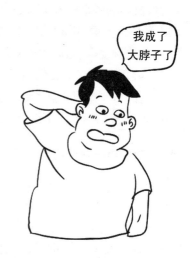

引起甲状腺肿大的常见疾病包括地方性甲状腺肿大、青春期甲状腺肿大、妊娠期甲状腺肿大、甲状腺功能亢进、甲状腺腺瘤、癌性甲状腺肿大、急性甲状腺炎、亚急性甲状腺炎、慢性淋巴性甲状腺炎、甲状腺结核等。

43. 浅表淋巴结检查哪些内容

可以说,人体每个部位都有淋巴结,正常时不突出、无压痛。外科检查主要查耳前耳后、颈前颈后、锁骨上窝、腋窝、大关节部位和腹股沟等处的浅表淋巴结。医生通过触摸,检查淋巴结有无肿大、肿大的部位、大小、数目、硬度、疼痛、活动度、有无粘连融合,局部皮肤有无红肿、瘢痕及溃疡或瘘管等。淋巴结肿大有良性的,也有恶性的。引起淋巴结肿大的常见疾病包括急性感染性淋巴结炎、慢性淋巴结炎、结核性淋巴结炎、巨大淋巴结增生、假性淋巴瘤、淋巴结转移瘤、结节病、急性白血病和慢性淋巴细胞性白血病、血清病、传染性单核细胞增多症等。

44. 一般乳腺检查能发现哪些问题

　　乳腺检查,首先观察乳房轮廓是否对称、两侧乳头是否在同一水平,有无内陷、隆起、溢液或糜烂,皮肤有无破溃、色素沉着或橘皮样改变;然后,医生通过由轻而重的触摸检查左、右两侧乳腺有无肿块或结节,以及肿块的部位、数目、大小、质地、边界、触痛、移动度、有无波动或囊性感及肿块与皮肤的关系;最后检查乳头及乳晕,并观察有无溢液及溢液的性质(血性、黄色或脓汁等)。

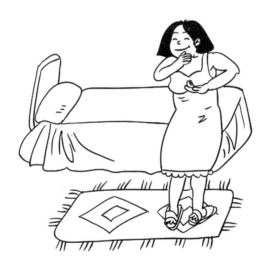

　　常见的乳腺疾病,良性的病变有:乳腺增生、乳腺纤维瘤、乳腺囊肿、乳腺乳头状瘤、乳腺炎、乳腺脂肪瘤;恶性的病变有:乳腺癌、乳腺淋巴瘤、乳腺叶状囊肉瘤等。

45. 脊柱检查能发现哪些问题

脊柱,俗称脊梁骨,是由 7 块颈椎骨、12 块胸椎骨、5 块腰椎骨、5 块骶椎骨、4 块尾椎骨与椎间盘组成的总称,是身体的支柱。

脊柱检查时,医生对受检者分别进行立位、坐位、蹲位及卧位的检查,观察确认脊柱弯曲度是否正常、有无侧弯,查看脊柱的运动度、有无活动限制;然后医生会用手或叩诊锤叩击检查部位和头顶,直接或间接观察受检者有无疼痛。

常见的脊柱疾病有颈椎增生、胸椎后突(驼背)、椎间盘突出、强直性脊柱炎、脊柱结核、脊柱肿瘤,以及某些全身性疾病引起的脊柱畸形等。

46. 四肢关节的一般检查能发现哪些问题

四肢包括左右手、前臂、上臂,左右足、小腿、大腿。四肢关节检查时医生主要检查受检者四肢及各部位关节,查明关节有无畸形或形状改变,有无红、肿、热、痛、结节等;还要观察受检者的姿势、步态及肢体活动情况,确定有无功能障碍;查看受检者的肢体有无水肿,有无静脉曲张,有无色素沉着或溃疡等。

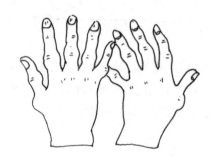

常见的四肢疾病有下肢静脉曲张、慢性下肢溃疡(老烂脚)、关节炎、半月板损伤、脑血管意外后遗症、皮肤病、骨关节肿瘤,以及某些全身性疾病引起的四肢形态改变或功能障碍等。

47. 男性外生殖器检查能发现哪些问题

检查男性外生殖器时,医生对男性受检者的生殖器检查主要依靠视诊和触诊。首先,观察受检者的阴茎和睾丸的大小、形状,有无畸形、包皮过长、包茎、外尿道口狭窄,有无红肿、分泌物、炎症、溃疡、瘢痕或新生物,有无阴囊湿疹、股癣或性病等;然后,医生用手触摸阴囊及睾丸、附睾、腹股沟,检查有无精索静脉曲张、鞘膜积液、附睾结节,腹股沟淋巴结是否肿大、有无斜疝或直疝。

48. 肛诊检查能发现哪些问题

肛诊又称直肠指诊,是一项简单易行、结果可靠的检查方法。此项检查可以使不少疾病及时得到明确诊断和合理治疗。医生首先观察受检者肛门及其周围的皮肤,可以清楚看出有无外痔、肛门周围脓肿、感染、肛裂、肛瘘、新生物等。然后,通过直肠指诊,能发现内痔,能触及直肠癌或腹腔内恶性肿瘤转移癌的质硬肿块、直肠狭窄,有时可有触痛及出血。通过直肠指诊有助于发现女性有无子宫后倾、子宫颈肿瘤、附件肿瘤或炎症;可以发现男性有无前列腺肥大或前列腺癌。

49. 什么是眼科的一般常规检查项目

眼科常规检查是医生用眼看、用手摸,并用仪器对受检者眼部进行规范的检查,眼科常规检查项目主要包括视力、色觉、外眼及附属器、眼底等,必要时还要做眼压、裂隙灯等特殊检查。

50. 常规眼科检查项目能发现哪些问题

视力检查：可以发现是否近视、远视、弱视或散光。

色觉检查：即色盲和色弱的检查，判断是否存在红色盲、绿色盲或全色盲，是否有红色弱、绿色弱和蓝黄色弱等。

外眼及附属器检查：包括眼睑、睫毛、结膜、泪器、眼球位置和眼眶的检查，以及角膜、巩膜、虹膜、瞳孔、晶体的检查。

眼底检查：一般采用检眼镜直接检查受检者的眼底，观察眼睛内的晶状体、玻璃体、视神经、视网膜和脉络膜等。可以看出玻璃体和晶状体有无混浊及混浊的程度，了解视神经、视网膜和眼底动静脉的改变，从而提示是否有白内障、视神经萎缩、视网膜脉络膜炎等眼科疾病，以及全身血管疾病、血液系统疾病和颅内病变等。

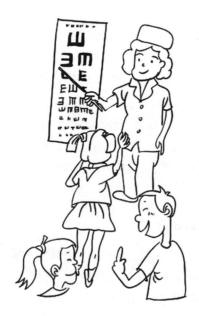

眼压检查：眼压就是眼球内部的压力，可用指测眼压法或眼压计测量法来测定眼压，以检查眼内房水产生和流动的状态、是否患青光眼。

裂隙灯检查：医生用裂隙灯显微镜在暗室中对受检者的眼睛进行检查，可以清楚地观察眼睑、结膜、巩膜、角膜、前房、虹膜、瞳孔、晶状体及玻璃体等组织器官，并可以确定有无病变和病变的位置、性质、大小及其深度。

51. 什么是口腔科的一般检查

口腔科的一般检查是医生采用视诊、扪诊、叩诊、探诊、咬诊、嗅诊等方法，按照一定的顺序，对受检者进行口腔外部检查、口腔内检查、淋巴结检查和颞下颌关节检查。

口腔外部检查主要是对颌面部和双唇的检查。

口腔内检查主要是对口腔黏膜、牙齿、齿龈、上腭、舌、口底、腮腺、颌下腺等的检查。

淋巴结检查主要是对枕部、耳后、耳前、下颌下、颏下等部位的浅表淋巴结的检查。

颞下颌关节检查主要是对关节活动度、开口度和开口型及咀嚼肌的检查。

52. 口腔一般检查项目能发现哪些问题

颌面部检查：观察颌面部外形是否对称，有无口角歪斜，鼻唇沟是否清晰对称，有无面部畸形；皮肤颜色、温度、有无触压痛等；有无肿块、畸形、瘘管和组织缺损等；上下唇和唇红部的外形，前牙位置与唇的关系等。

口腔黏膜检查：观察黏膜色泽，有无水肿，有无色素沉着、假膜，有无出血点及瘀斑，有无溃疡、角化、瘢痕等。

牙齿检查：观察牙列有无异常，以及上、下牙列的咬合关系是否正常；牙齿的颜色、光泽、形态、大小、数目及缺损情况；牙齿残根及数目；有无牙石，有无叩痛及疼痛的程度等。

牙龈检查：观察牙龈色泽、有无充血肿胀、溃疡、溢脓，牙龈有无增生或萎缩，有无牙根暴露、牙齿松动、牙周漏管等。

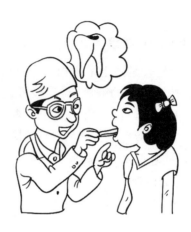

舌的检查：观察舌质、舌苔、舌的大小、舌的活动状态，伸舌是否居中，有无震颤；同时查看上腭、舌和舌下有无红肿、溃疡、肿块等。

唾液腺检查：主要是检查腮腺、颌下腺、舌下腺有无肿大，有无压痛，腮腺及颌下腺导管口处有无脓性分泌物等。

淋巴结检查：通过对颈部和头面部的浅表淋巴结检查，观察淋巴结所在的部位、大小、数目、硬度、活动度、有无压痛或波动感及有无粘连等情况，可以提示口腔内是否存在炎症或肿瘤。

颞下颌关节检查：通过受检者做开闭口运动、下颌前伸运动、侧颌运动来检查颞下颌关节的功能是否正常，有无骨关节疾病等。

53. 什么是耳鼻喉科的一般检查

耳鼻喉科一般检查是医生运用视诊、探诊等方法，并借助必要的仪器，对受检者进行耳部、鼻部和咽喉部的检查。耳部检查项目包括外耳、中耳、听力。鼻部检查项目包括外鼻、鼻前庭、鼻腔、嗅觉。咽喉部检查项目包括口咽部、鼻咽部、喉部。

54. 耳鼻喉科一般检查能发现哪些问题

外耳检查:观察耳廓的外形、大小、位置和对称性是否正常,有无畸形、瘘口、外伤瘢痕、红肿、结节、牵拉痛等;查看外耳道,观察有无炎症、湿疹、疖肿、溢脓、耵聍或异物堵塞等。

中耳检查:观察鼓膜色泽、内陷,是否穿孔,有无炎症或溢脓等。

听力检查:通过对话判断受检者听力,或者采用语音测听法、秒表测听法、音叉检查法、听力计检查法等,检查受检者听力损害的部位、程度和性质,判断听力下降的原因。

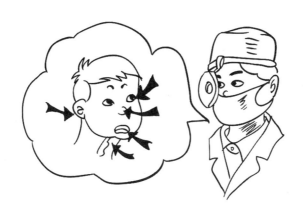

外鼻检查:观察有无畸形、红肿、压痛、肿瘤、溃疡等。

鼻前庭检查:观察鼻毛多少、有无脓痂、皮肤有无红肿、溃烂、皲裂等。

鼻腔检查:用前鼻镜检查鼻呼吸畅通度,鼻腔有无溃疡、异常组织(肿瘤、息肉),鼻甲大小、黏膜颜色和湿润度,有无干痂或分泌物,中隔有无偏曲。

嗅觉检查:一般让受检者以一侧鼻孔分别闻5种常见气味的溶液(如蒜、醋、香精、酒精、煤油等),用以测试嗅觉的辨别能力和灵敏度。

口咽部检查:观察悬雍垂、软腭、腭弓有无不对称和有无溃疡、麻痹等;扁桃体的大小、活动度、表面颜色、有无白膜、隐窝口有无栓子或脓性分泌物;咽后壁淋巴滤泡是否增生、形状和色泽。查看口咽部有无充血、肿胀、分泌物、假膜、浸润、肿瘤以及异物等。

鼻咽部检查:使用后鼻镜检查,观察鼻咽部结构、形态、色泽是否正常,有无红肿炎症、肿瘤以及异物等。

喉部检查:使用间接喉镜检查,观察舌根部、会厌部和声带,查看喉部的结构、形态是否正常,喉黏膜色泽和有无充血、增厚、息肉、肿胀、溃疡、瘢痕、肿瘤以及异物等。

55. 什么是心电图常规检查

心电图检查是心脏检查中极重要的一项。心电图检查是依靠心电图机通过导联电缆与夹(粘)在受检者身体上的电极记录即时心脏功能的过程。

56. 心电图检查时要注意什么

心电图检查是心脏检查中极重要的一项。心电图检查时受检者需仰卧在诊察床上,脱掉长筒袜或连裤袜,裸露胸部;检查时要做到情绪稳定,平稳呼吸、不要说话,且应保持固定的姿势,以免影响检查。金属性物品,如手表、皮带扣、拉链、纽扣等会干扰检查,应注意避免;身上应保持干爽,潮湿会对检查造成干扰;在检查前不要抽烟、喝咖啡、浓茶等刺激性的饮料和食物;避免在检查前做运动,除非是医生的安排。

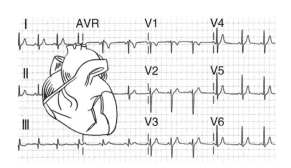

57. 心电图检查能发现哪些问题

心电图检查结果是以心电图的波形来表示的,通常医生通过对心电图上的 P 波、QRS 波群、T 波、U 波的高低、宽窄、方向,以及各波之间的间距等要素进行分析,判断是否正常或可能存在问题。

心电图上如出现异常的波形,表明心脏功能存在某种障碍,因此医生可依据心电图波形的变化来推测可能罹患的疾病,如心律失常、心肌缺血性病变、心脏移位、心房或心室肥大、心脏瓣膜病变、心包炎、高血压性或肺源性心脏病和先天性心脏病等。心电图检查也可对体内电解质紊乱、某些药物的毒性反应作辅助诊断。

心电图只是瞬间的电信号,心电图检查有问题的不能确诊有心脏病,心电图检查没有问题的也不能排除心脏病,还要结合受检者的症状、体征、心脏彩超检查等来诊断。

58. 什么是 B 超检查

人耳的听觉范围有限度,只能对 16 ～ 20 000 赫兹的声音有感觉,20 000 赫兹以上的声音就无法听到,这种声音称为超声。和普通的声音一样,超声能向一定方向传播,而且可以穿透物体,如果碰到障碍,就会产生回声,不相同的障碍物就会产生不相同的回声,人们通过仪器将这种回声收集并显示在屏幕上,可以用来了解物体的内部结构。利用这种原理,人们将超声波用于诊断和治疗人体疾病。在医学临床上应用的超声诊断仪有许多类型,如 A 型、B 型、M 型、扇形和多普勒超声型等。B 型是其中一种,而且是临床上应用最广泛和简便的一种。通过 B超可获得比较清晰的人体内脏器官的各种切面图形。B 超适用于肝、胆、肾、膀胱、子宫、卵巢等多种脏器疾病的诊断。B 超检查的价格也比较便宜,又无不良反应,可反复检查。

59. 做 B 超检查主要有哪些项目

B 超检查是健康体检和医疗中经常采用的检查项目,因其简便易行、无创伤、无痛苦,而被广泛应用于心内科、消化内科、泌尿科和妇产科疾病的诊断。B 超主要检查心脏、腹部、盆腔和浅表器官,可以对心脏、肝脏、胆囊、脾脏、胰腺、双侧肾脏、子宫、卵巢、输卵管、输尿管等多个器官进行检查。由于 B 超对骨骼、空气等穿透力弱,所以对骨骼或含气性器官如肺、胃肠等检查相对较难。

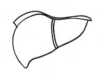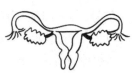

肝脏　　　　　子宫及附件　　　　心脏　　　肾脏

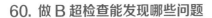

60. 做 B 超检查能发现哪些问题

B 超检查可以清晰地显示各脏器及周围器官的情况,由于图像富于实体感,接近于解剖的真实结构,所以应用超声检查有助于早期明确诊断。

B 超图像可以显示人体组织或脏器的形态和大小,可以发现人体器官内有无器质性病变,如肿瘤、结石、积水等。

61. B 超检查时要注意什么

腹部 B 超检查前一天吃清淡饮食,晚餐后开始禁食。检查当日早晨应禁食、禁水,保证在空腹情况下进行检查。

B 超检查盆腔的子宫及其附件、膀胱、前列腺等脏器时,在检查前需大量饮水憋尿,待膀胱充盈后再进行检查,不需禁食。另外需要指出的是,孕妇进行孕期 B 超检查时,由于胎儿的生长、发育以及子宫的增大,则不需要充盈膀胱。

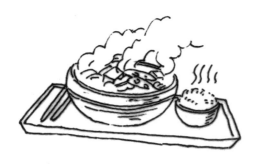

除了前面提到的腹腔、盆腔脏器以外,其他部位进行超声检查一般都不受进食和饮水的影响,例如:头颈部的血管、器官,心脏,乳腺等。

做 B 超检查当天应穿宽松的衣服,检查时充分暴露检查部位,配合医生变动体位。检查后用面巾纸将皮肤擦干净即可。

62. 女性 B 超主要查什么

B 超检查无疼痛、无创伤,在女性体检过程中有重要意义,尤其对未婚妇女或幼儿。当不能用常规方法查清盆腔内情况时,更需借助于 B 超检查。

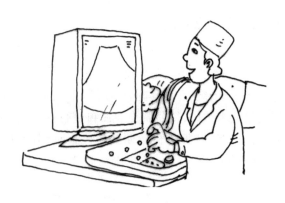

通过 B 超检查可以发现子宫先天性发育异常、子宫肌瘤、子宫内膜异位症、子宫内膜癌、子宫内膜息肉、卵巢囊肿、卵巢肿瘤、畸胎瘤、宫外孕、输卵管肿瘤、盆腔炎症肿块或脓肿等。

63. 胸部透视检查能发现哪些问题

胸部透视检查主要是对胸腔组织器官(如骨骼、肺部、心脏、胸膜、纵隔)的初步筛检,一般能发现肺炎、肺结核、肺癌、肺脓肿、胸膜炎、心脏肥大、纵隔肿瘤、胸腺肿瘤等疾病。如果要明确诊断,还需通过胸部 X 线或 CT 检查,并参考其他检验和临床检查综合分析。

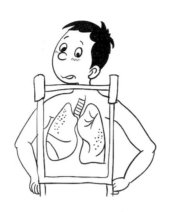

64. 胸部透视检查时要注意什么

胸部透视检查时要脱去外衣、毛衣、文胸,穿单件棉质内衣;摘除项链等金属饰品和粘贴的药膏等,这些物品会影响 X 线的穿透力。检查时要按照医生的要求摆放姿势、调整呼吸,配合检查。如果正在怀孕或是未成年人,除非必需,一般不宜进行 X 线的检查。透视室内可能存在散射的 X 光射线,被检查者不宜久留,无关人员也不应在检查室中逗留。

65. 什么是血常规化验

血常规化验是医疗和健康体检中常见的检查项目,是血液的最基本检查之一。检验项目主要包括:白细胞(WBC)计数、白细胞分类计数(DC)[包括中性粒细胞(G)、嗜酸性粒细胞(E)、嗜碱性粒细胞(B)、淋巴细胞(L)、单核细胞(M)],红细胞计数(RBC)、血红蛋白(Hb)测定、红细胞体积分布宽度(RDW)测定、血小板计数(PLT)、血细胞体积分布等。长期以来,不管是医院门诊就诊、住院,还是健康体检,血液化验几乎都要做白细胞、红细胞、血红蛋白和血小板这几个项目,已成为一种惯例,因此把它称为血常规。

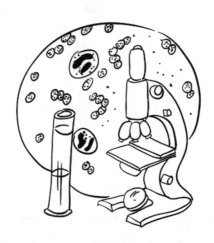

现代实验室做血液常规检查多不再手工操作而使用仪器自动检测,一次测定可以得到十几项甚至几十项参数的血液基本化验结果。

66. 做血常规化验项目能发现哪些问题

血液流经身体的每个角落,血液中各种细胞成分的量和质的变化,可不同程度地反映出体内组织器官的病变情况。血常规检查中白细胞、红细胞、血红蛋白和血小板等对机体内许多病理改变都具有诊断参考价值,所以在病因不明时要做血常规检查,对已经明确诊断或治疗过程中的疾病也需要通过血常规检查,用以观察治疗效果,作为判断继续治疗或停止治疗、疾病复发或痊愈的常用指标。

67. 血常规检验时要注意什么

血常规检查采血可分为毛细血管采血法和静脉采血法。毛细血管采血法就是从手指或耳垂采血,静脉采血法是用注射器抽取静脉血。健康体检时一般要做多项血液检测,并用仪器自动测定,所以大多数采用静脉采血法。注意事项主要是以下几个方面:

体检当天,不要穿袖口过小、过紧的衣服,以避免在抽血时衣袖卷不上来或抽血后衣袖过紧,引起手臂血肿;采血时间一般在上午 9 点以前,采血前 30 分钟内不要吸烟,也不要做跑步、骑自行车、爬楼梯等剧烈的运动;情绪平稳,避免激动;采血后,要用消毒干棉球压住针刺处 3 分钟以上,不需搓揉,以免出现皮下淤血。

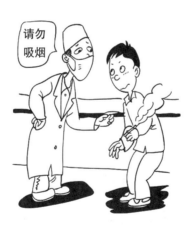

如果在体检前三天内服用过某些药物(如解热镇痛药及抗生素、氨甲蝶呤、苯妥英钠、肾上腺素、促肾上腺皮质激素、抗凝血或促凝血药物等),应告知医生。

68. 血常规正常参考值

主要项目的正常参考值如下：

白细胞计数（WBC）：成人（4.0～10.0）×10^9/升；

红细胞计数（RBC）：男性（4.0～5.5）×10^{12}/升，女性（3.5～5.0）×10^{12}/升；

血红蛋白（Hb）：男性120～170克/升，女性110～160克/升；

血小板计数（PLT）：（100～300）×10^9/升。

69. 什么是尿常规化验

尿液是一种非常复杂的液体，由95%的水和5%的固体所组成。尿常规化验是医疗和健康体检中常见的检查项目，是反映身体健康状况的基本指标之一。主要用于发现和诊断泌尿系统疾病（如肾病、泌尿系感染、膀胱炎、尿道炎等），并可作为诊断其他疾病（如糖尿病、胆道阻塞等）的辅助检查。

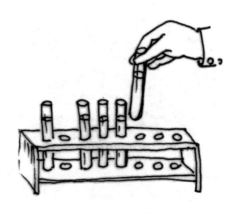

尿常规检查内容包括外观(颜色及透明度)、比重、酸碱度(pH)、尿蛋白、尿糖、红细胞、白细胞、管型、结晶体、细菌等。

70. 尿常规检验时要注意什么

一般健康体检做尿常规检查最好采用新鲜晨尿(即体检当天清晨起床后的第一次尿),并取中段尿(即排尿时先排掉前面部分,再用尿杯接留中间部分,后面部分也排除)。

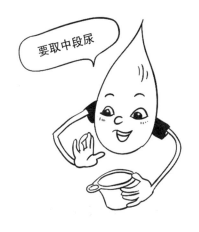

留取尿液应使用清洁干燥的容器,通常使用体检中心提供的一次性尿杯或尿试管。

留取的尿量需 20 ～ 50 毫升(大约 1 两),最少不少于 12 毫升。

女性月经期间暂勿做尿液检查,待经期完毕三天后再补检,防止阴道分泌物混入尿液中而影响结果判断。

留尿后应尽快送检,将标本放在指定位置,并告知体检中心的医务人员。

71. 尿常规检验项目能发现哪些问题

尿液是诊断肾脏疾病的重要依据,也是诊断某些疾病的辅助检查。如尿比重降低多见于慢性肾盂肾炎、尿崩症、慢性肾小球肾炎、急性肾衰竭的多尿期等。增高多见于糖尿病、高热、脱水、急性肾小球肾炎等。

酸碱度(pH):尿 pH 低,常见于酸中毒、糖尿病、痛风、服用

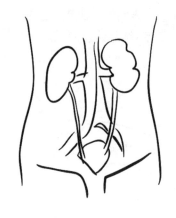

酸性药物等;尿 pH 高,多见于碱中毒、膀胱炎或服用碳酸氢钠等碱性药物等。

尿红细胞:正常检查为阴性,尿液中红细胞增多,常见于肾小球肾炎、泌尿系结石、结核、肿瘤等。

尿白细胞:正常检查为阴性,尿液中白细胞增多,一般见于泌尿系炎症。

尿胆红素:正常检查为阴性,尿液中胆红素增高,常见于肝细胞性黄疸(如急慢性肝炎、肝硬化、肝癌等)及梗阻性黄疸(如胆石症、胆道肿物、胰头癌等)。

72. 什么是大便常规化验

大便常规化验,是医学常规检验项目之一,为医生提供疾病诊断参考,是解读身体健康信息的重要依据。

检查项目主要包括气味、颜色、性状、食物残渣、细胞、粪胆原、粪胆素、大便潜血反应(即隐血试验)等。粪便检查目的是了解消化系统有无致病菌、寄生虫感染以及出血等情况,同时可粗略判断消化功能是否正常。

73. 做大便常规检验项目能发现哪些问题

气味:大便如出现异常气味,如酸臭味,同时杂有气泡,常见于糖类异常发酵的消化不良;如恶臭味,可能进食大量肉类后引起的消化不良,或结肠(直肠)癌溃烂;如腥臭味,见于阿米巴肠炎。

颜色:鲜血便见于痔疮和肛裂;颜色变黑像柏油样焦黑发亮,提示上消化道出血;白陶土样见于胆道梗阻。

性状:可提示便秘、肛门狭窄、肛门直肠肿物、消化不良、肠炎、霍乱、菌痢、慢性结肠炎、消化道出血等。

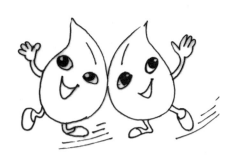

食物残渣:可提示消化不良、肠道大部切除术后患者等。

细胞:根据细胞种类可提示消化道出血、菌痢、慢性结肠炎等。

粪胆原和粪胆素:阴性可提示阻塞性黄疸,弱阳性可提示部分梗阻或胆汁分泌功能障碍等。

隐血试验:阳性可提示消化道溃疡、恶性肿瘤、肠结核、痢疾、伤寒等,如排除痢疾、伤寒等传染病可能,建议进一步做肠镜检查以明确诊断。

74. 什么是血脂检测

血脂检测,主要是对血液中所含脂类进行的一种定量测定方法。众所周知,高脂血症是导致心脑血管疾病的"罪魁祸首",常于青壮年时期就开始侵袭血管,早期几乎没有任何症状,往往被人们忽视。所以定期检查血脂非常重要。

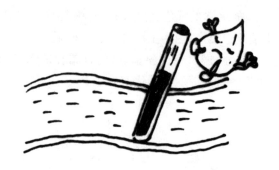

血脂检测一般包括甘油三酯、总胆固醇、高密度脂蛋白和低密度脂蛋白等项目的测定,有时也增加载脂蛋白、游离脂肪酸、过氧化脂质等测定。

75. 大便常规检验时要注意什么

大便常规检查简单可靠,检查结果的准确性取决于大便标本的质量,因此要特别注意采集合格的标本。

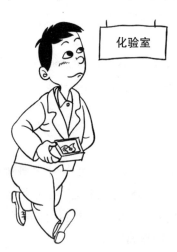

采集标本要取新鲜大便送检,不能混入尿液,也不能混入其他分泌物和药物。用干净的塑料小勺、竹签或木片取约蚕豆大的一块粪便,装入专用的蜡纸盒、塑料盒或广口瓶内。如果大便有脓、血或似鼻涕样物(黏液),应取脓血及黏液部分。如果大便是稀便或水样便,应将便液收采在塑料盒或广口瓶内。

在检查大便前3天,应少

吃肉类、不吃动物的肝、血等,勿进食大量绿叶蔬菜及含铁食物,以免检查时出现假阳性结果。

大便标本如不新鲜或已干燥,不宜送检,应重新采样。

肛拭采样(消毒棉签插入肛门内采样),仅对肠道细菌培养有意义,不能代替大便常规检查。

76. 做血脂检测项目能发现哪些问题

血脂检测结果能准确反映体内甘油三酯和胆固醇的水平,对预防、控制和治疗血脂升高,及由高血脂引起的各种疾病具有重要的意义。同时有助于其他能诱发高血脂的疾病诊断和治疗。

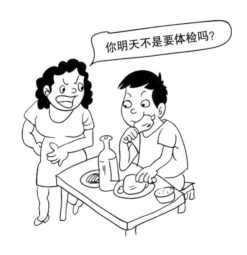

血清甘油三酯(TG):甘油三酯升高常见于原发性和继发性高脂蛋白血症、动脉粥样硬化、糖尿病、肾病、脂肪肝等;降低常见于甲状腺功能亢进、肾上腺皮质功能降低、肝功能严重低下等。

总胆固醇(TC):总胆固醇升高常见于动脉粥样硬化、肾病综合征、甲状腺功能减低、糖尿病和胆道梗阻等;降低常见于甲状腺功能亢进、营养不良、肝功能严重低下等。

高密度脂蛋白(HDL-C):一般认为高密度脂蛋白与心血管疾病的发生概率和病变程度呈负相关。临床上常同时测定高密度脂蛋白和总胆固醇,并根据它们的比值作为冠心病诊断的信息指标。

低密度脂蛋白(LDL-C):低密度脂蛋白升高是动脉硬化的危险因素,同时可辅助诊断高脂蛋白血症。

77. 血脂检测时要注意什么

血脂受各种因素的影响而波动,因此在检查前和检查时应注意以下几个问题:抽血前三天应维持原来规则的饮食,保持清淡,避免油腻。血脂检测要求抽取空腹12小时以上的静脉血,抽血化验前的最后一餐禁食高脂食物,不饮酒、不吸烟,头天晚上8点以后要禁食,并且保证充足的睡眠,以免影响检查结果。

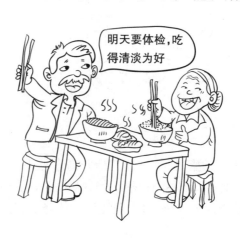

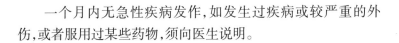

一个月内无急性疾病发作,如发生过疾病或较严重的外伤,或者服用过某些药物,须向医生说明。

78. 什么是血糖检测

血糖检测,即通过检查血液中的葡萄糖含量来判断是否患有糖尿病,以及监测糖尿病患者的病情。血糖检查较简便的方法是测定空腹血糖或餐后 2 小时血糖。

一般健康体检仅检测空腹血糖,当空腹血糖经多次检测都超标或明显超标时,医生会要求做餐后血糖检测,以判断是否得了糖尿病。

79. 做血糖检测项目能发现哪些问题

血糖浓度受神经系统和激素的调节而保持相对稳定,当这些调节失去原有的平衡时,则出现高血糖或低血糖。

空腹血糖(GLU):正常参考值为 3.9 ～ 6.1 毫摩尔 / 升,升高常见于糖尿病、颅内出血、颅外伤、吐泻和高热等引起的脱水。降低常见于胰岛 β 细胞增生或癌瘤、垂体前叶功能减退、肾上腺皮质功能减退、严重肝病等。

餐后血糖(2hPG):正常参考值为低于 7.7 毫摩尔 / 升,如果超过 11.1 毫摩尔 / 升,可初步诊断为糖尿病。

80. 血糖检测时要注意什么

血糖受许多因素的影响,如饮食、运动、疾病、情绪、药物等。

血糖检测前三天和头一天晚上的饮食要求与血脂检测相同;采血时间应在上午 9 点以前,并且要求空腹;采血前 30 分钟内不要吸烟、避免跑步、骑自行车、爬楼梯等剧烈的运动和情绪激动。

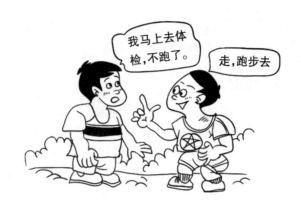

平时服用激素、利尿剂、兴奋剂等药物,或有发热、正在怀孕等情况,应事先告知体检医生。

81. 什么是糖化血红蛋白的检测

糖化血红蛋白(HbA1c)是糖尿病患者经常监测的一个很重要的血糖指标。大家都知道人体红细胞内有一个很重要的成分叫血红蛋白,糖化血红蛋白顾名思义就是被糖基化的血红蛋白。糖化血红蛋白为什么能够很好地反映血糖水平? 我们知道血红蛋白的寿命是 2～3 个月,通过测定糖化血红蛋白的水平,基本可以反映患者过去 2～3 个月的血糖水平。糖化血红蛋白的测定已成为糖尿病控制血糖的一个非常重要指标。

82. 糖化血红蛋白测定的意义

(1)作为糖尿病患者长期血糖控制的评价指标。

(2)有助于对糖尿病慢性并发症的认识。

(3)用于糖尿病的诊断。

(4)HbA1c 的测定可协助判断预后糖尿病合并视网膜病的

患者。对妊娠性糖尿病,判断是否致畸、死胎和子痫前期则更有意义,故测定 HbA1c 是妊娠糖尿病控制的重要参数。

83. 什么是乙肝监测

乙肝监测,是指利用化学手段和一些先进仪器检测人体是否感染乙肝病毒及病毒数量等的一种检查方法。因乙肝初期症状并不明显,所以大部分乙肝患者可能并不知情,必须借助乙肝检查的手段才能让乙肝病毒"现身"。常见检测项目有乙肝三系、HBV-DNA 等指标,是评估治疗效果和掌握病情变化的重要依据。

84. 乙肝表面抗原检测能发现哪些问题

乙肝表面抗原(HBsAg)是乙肝病毒的外壳蛋白,本身不具有传染性,但它的出现常伴随乙肝病毒的存在,所以它是已感染乙肝病毒的标志。它可存在于感染者的血液、唾液、乳汁、汗液、泪水、鼻咽分泌物、精液及阴道分泌物中。

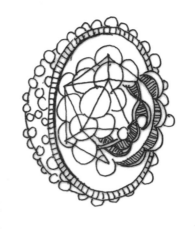

乙肝表面抗原(HBsAg)阳性表示感染了乙肝病毒,但并不能反映病毒有无复制、复制程度、传染性强弱。要判断乙肝病毒复制程度和传染性强弱,还需结合其他的指标(如乙肝"两对半"、乙肝病毒核酸 HBV-DNA)的检测结果进行综合分析。

85. 什么是HBV-DNA

乙肝病毒的脱氧核糖核酸,简称 HBV-DNA,是乙肝病毒感染最直接的指标,特异性和灵敏性均很高。HBV-DNA 阳性,提示体内有乙肝病毒复制,并有传染性。HBV-DNA 越高表示病毒复制越厉害,传染性越强。

86. 如何看乙肝"两对半"

乙肝"两对半"包括表面抗原(HBsAg)、表面抗体(抗 -HBs 或 HBsAb)、e 抗原(HBeAg)、e 抗体(抗 -HBe 或 HBeAb)和核心抗体(抗 -HBc 或 HbcAb),共 5 项。化验结果中,以下项目出现阳性时,其代表的意义主要有:

HBsAg、HBeAg:急性乙型肝炎早期,传染性强;

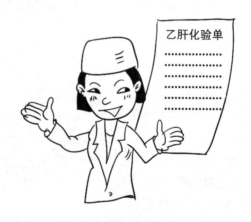

HBsAg、抗 -HBc、HBeAg:即常说的"大三阳",急性或慢性现症感染,传染性强;

HBsAg、抗 -HBc、抗 -HBe:即常说的"小三阳",有无传染性应结合 HBV-DNA 检测结果；

HBsAg、抗-HBc：有过 HBV 感染，目前有无传染性应结合 HBV-DNA 结果；

抗-HBs、抗-HBc：HBV 感染的恢复期，有免疫力，无传染性；

抗-HBs：注射过乙肝疫苗或以前有过 HBV 感染；

抗-HBe、抗-HBc：窗口期，抗-HBs 即将出现；或 HBV 感染已过。

判断是否得了乙肝，除乙肝标志物检测外，还要结合症状、体征和肝功能检查等进行综合分析诊断。

87. 什么是肝功能常规化验

肝功能常规化验是医疗和健康体检中常见的检查项目，是血液的最基本检查项目之一，反映了肝脏生理功能的状况。由于肝脏功能多样，所以肝功能检查指标也较多，常见的有谷丙转氨酶（ALT，GPT）、谷草转氨酶（AST，GOT）、碱性磷酸酶（ALP）、γ-转肽酶（γ-GT）、血清胆红素检测等。

88. 肝功能检测能发现哪些问题

人体的肝脏是一个十分重要器官，人不能离开肝脏而存活。肝脏的功能包括解毒、代谢、分泌胆汁、储血与调节血循环、免疫防御功能等。因此，肝功能检查是通过各种生化试验方法检测与肝脏功能有关的各项指标，以反映肝脏功能的基本状况。目前，能通过实验室检查反映肝脏功能的项目有上百种，主要包括四大类：反映肝实质损害及严重程度的指标、反映胆红素代谢及胆汁淤积的指标、反映肝脏蛋白合成和代谢功能的指标、反映肝脏纤维化和肝硬化的指标等。

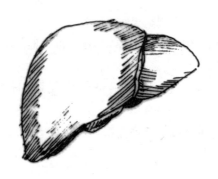

89. 肾功能检测能发现哪些问题

肾脏是人体的重要器官。肾的功能主要是生成尿液、排泄代谢产物,调节体液与酸碱平衡,分泌激素等。人体主要依靠肾脏维持着机体内环境的稳定,使新陈代谢正常进行。肾功能检查是通过实验室方法检测与肾脏功能有关的各项指标,除了采集尿液检测尿肌酐、尿蛋白和一些测试肾脏排泄功能的试验外,通过血液检测的项目主要有血尿素氮、血尿酸和血肌酐。

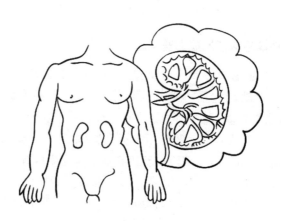

尿素氮增高常见于急慢性肾炎、重症肾盂肾炎、重症肝病、尿毒症、心衰、休克、烧伤、慢性尿路梗阻等。血尿酸增高常见于痛风、子痫、白血病、红细胞增多症、多发性骨髓瘤、急慢性肾小球肾炎；血尿酸降低多见于恶性贫血及肾上腺皮质激素等药物治疗后。血肌酐增高常见于严重肾功能不全、肢端肥大症、急慢性消耗等疾病；血肌酐降低多见于肾衰、肌萎缩、贫血、白血病等。

90. 检测艾滋病病毒抗体能发现哪些问题

艾滋病即获得性免疫缺陷综合征（acquired immunodeficiency syndrome，AIDS），是由艾滋病病毒即人类免疫缺陷病毒（human immunodeficiency virus，HIV）引起，通过破坏人的免疫系统而引起机会性感染、肿瘤等一系列严重的临床综合征，病死率极高。

目前，尚无彻底治愈艾滋病的方法，通过实验室艾滋病病毒抗体检测，检查人体是否感染了艾滋病病毒。感染者就可以在艾滋病防治机构医生的指导下，适时使用药物控制，改善生存质量，延长存活时间。

艾滋病并不是不治之症，通过积极治疗可以有效改善生活质量。通过艾滋病毒检测如果知道自己被艾滋病病毒感染，可在出现症状之前获得治疗、关怀和支持，国家给予免费抗病毒药物支持，减轻患者家庭负担。

91. 哪些是健康体检的重点人群

人从出生开始，要经历婴幼儿、青少年、中年、老年等阶段。健康体检的种类和项目繁多，有效的体检应根据不同人群的特点和个体化需求制订体检方案。在基础体检项目（内外科、常规化验和常规辅助性检查）外，有针对性地增加体检项目，以确保尽可能发现早期的异常指征，为疾病诊治赢得先机，为健康管理指引方向。

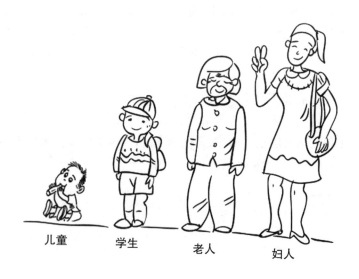

儿童　　　学生　　　老人　　　妇人

那么,哪些是健康体检的重点人群呢? 我们认为,7 岁以下儿童、中小学生、育龄妇女、中年男子、老年人和慢性病患者,都是健康体检的重点人群。

92. 7 岁以下儿童体检有什么要求

根据我国现行的儿童保健系统管理政策要求,从出生到 7 岁定期进行的健康检查,简称"4-2-1 管理",即 1 岁以内每 3 个月进行一次体格检查,1 ～ 3 岁每半年进行一次体格检查,3 ～ 7 岁每年进行一次体格检查。对儿童发育及常见病进行系统的监测和治疗,通过定期的健康检查,可以比较系统地掌握儿童生长发育和健康状况的动态变化,进行科学地分析;对生长发育不正常的尽早采取措施予以矫治;对发现的疾病能及时给予科学有效的治疗,从而提高婴幼儿的健康水平。

7 岁以下儿童体检的主要内容包括体重、身高、头围、胸围的测量,并进行体格发育评价;同时检查是否存在佝偻病、营养不良、缺铁性贫血以及其他儿童常见病等。

93. 中小学生体检有什么要求

中小学生体检根据卫生部、教育部联合颁发的《中小学生健康体检管理办法》要求,每年体检一次。

体检项目包括内科常规检查(心、肺、肝、脾);眼科检查(视力、沙眼、结膜炎);口腔科检查(牙齿、牙周);外科检查(头部、颈部、胸部、脊柱、四肢、皮肤、淋巴结);形体指标检查(身高、体重);生理功能指标检查(血压);实验室检查(结核菌素试验、肝功能中的谷丙转氨酶和胆红素)等。结核菌素试验的对象为小学、初中入学新生;肝功能的必检对象为寄宿制学生。

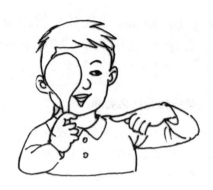

必要时,根据国家相关法律、法规规定的要求或地方具体情况,可适当增补其他项目,如血红蛋白、乙肝标志物等检查。

94. 妇女体检有什么要求

由于妇女的生理特点,成年女性健康体检时与男性相比有许多不同,尤其是妇科检查特别重要。妇科体检项目主要包括盆腔检查(外阴、阴道、宫颈、宫体及双侧附件等)、子宫及双侧附件B超检查、白带常规检查和宫颈刮片检查等。妇女体检时要避免"害羞",放松心情,如实提供疾病和有关的生活信息,积极配合医生检查;应避开经期检查,检查前24小时内不要行房事、不要冲洗阴道,也不要使用任何阴道药物,以免影响医生正确诊断。

腹部B超检查子宫及附件时要求膀胱尿液充盈,而妇科检查则要求排空尿液,因此如果要做腹部B超检查的,应当先做B超,排尿后再做妇科检查。

未婚或未发生过性行为的女性,一般不做双合诊及阴道窥器检查。

95. 为什么要做白带检查

　　白带是由女性的宫颈腺体、阴道黏膜及子宫内膜等分泌物混合而成,正常白带呈白色稀糊状或蛋清样,高度黏稠,无腥臭味,量少,对妇女健康无不良影响。

　　白带常规检查是医生用棉签取阴道分泌物作涂片,在显微镜下进行检查。可检测出各种微生物或细菌感染导致的阴道炎,如:阴道毛滴虫、白假丝酵母菌、线索细胞等。

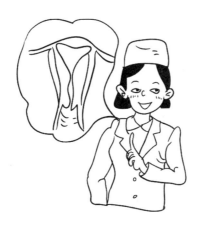

　　白带异常表现主要是颜色、性质和数量的改变,一般情况下关注白带的性状变化,自己也可以"略知一二"。

　　黄绿色脓性白带,有臭味,常呈泡沫状,最多见于滴虫性阴道炎,其次是慢性宫颈炎,亦可见于子宫内膜炎、宫腔积脓、阴道异物等。

　　豆渣样白带,多见于念珠菌性阴道炎,常伴有外阴瘙痒。

　　血性白带,白带中有血,要警惕宫颈癌、子宫内膜癌等,此外宫颈息肉、黏膜下子宫肌瘤、老年性阴道炎、带环等也可引起。

水性白带,量多、水样,首先要考虑子宫内膜癌或输卵管癌。

若要查明原因,需到医院检查,通过了解病史,检查白带,检查宫颈、子宫及盆腔,必要时做宫颈涂片、活组织检查或诊断性刮宫术等以明确诊断。

96. 为什么要做宫颈刮片检查

宫颈刮片检查,也就是宫颈涂片细胞学检查,是目前推行最广、最有成效的宫颈癌早期筛查方法。这种检查非常简单,无痛、无损伤。

通过简单的宫颈刮片检查,医生可检测到子宫颈细胞微小的变化,将宫颈癌前病变查出来,然后经过正确的治疗可以将癌症扼杀在摇篮中。

体检时如果发现宫颈刮片检查异常,并不意味着就是癌症,可能是炎症引起的细胞改变,也可能是良性肿瘤,还需进一步做宫颈管涂片检查,确定病变的部位和性质。

97. 中年男子体检应重点关注什么

"关注男性健康,就是关心家庭的幸福和稳定。"中年男子尚未步入老年,表面上身体还算健康,其实由于工作压力大、生活责任重,潜伏着的隐性危机最大,最需要重视体检。中年男子除了定期进行常规的健康体检外,更应该重视眼睛、牙齿、结肠、前列腺、睾丸和血液流变学等检查。

98. 老年人体检应重点关注什么

人到老年,衰老开始,脏器功能减退和免疫力下降,多种疾病容易发生。这是自然规律,关键是要做到早预防、早发现、早治疗。除定期参加常规的健康检查外,还应重视心脑血管检查、B超检查、胸部拍片检查、眼底检查、骨密度检测、大便潜血试验、肿瘤标志物检测等。

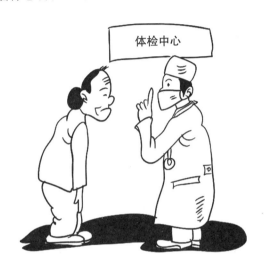

99. 哪些疾病患者需要做针对性的体检

健康体检,虽然是在身体未出现疾病症状时所进行的体格检查,但对于已经患有某种疾病的人来说,尤其是患有慢性病的人,也要进行常规的或有针对性的健康体检。体检的目的是严密监视身体各项功能的完好状态,动态观察疾病的发展过程,随时科学地调整预防控制策略,防止和减少并发症或继发性疾病的发生。

高血压、冠心病、糖尿病、肝炎、肿瘤、精神病、肺结核、慢性阻塞性肺气肿等疾病的患者,除了定期参加健康体检外,还需要定期或不定期地做针对性体检。

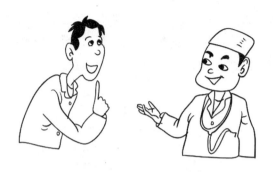

100. 高血压患者要做哪些重点体检项目

高血压患者除了经常性的测量血压、检查心电图之外，还要监测因高血压引发的其他疾病，如动脉硬化、心脑血管病和肾脏的损害等；同时需要查明引起高血压的原因，是肾脏疾病还是内分泌疾病引起。因此，建议高血压患者再做一些必要的检查。

特殊查体：检查有无颈动脉杂音、颈静脉怒张、甲状腺肿大、周围动脉搏动等。

眼底检查：用检眼镜观察患者有无视网膜病变。

血液检查：包括血常规检查、血流变学检查、血生化检查（包括血钾、血钠、血糖、血脂等）。

尿液检查：主要检查尿常规，如果出现血尿和蛋白尿，有可能为肾性高血压或高血压引起的肾脏损害。

24小时动态血压监测：能真实反映患者各时间点上的血压状况，揭示血压波动的特点及昼夜变化规律，有助于筛选临界高血压及轻度高血压，预示各器官损害程度，有利于指导合理使用降压药。

超声心动图：了解患者心脏的结构和功能，检查有无心室肥厚或心脏扩大等。

101. 冠心病患者要做哪些重点体检项目

冠心病,是一种由冠状动脉器质性(动脉粥样硬化或动力性血管痉挛)狭窄或阻塞引起的心肌缺血缺氧或心肌坏死的心脏病,亦称缺血性心脏病。主要临床表现是因心肌缺血、缺氧而导致的胸闷、心绞痛、心律失常,严重者可发生心肌梗死,出现心肌大面积坏死,甚至危及生命。

冠心病患者除了长期监测血压、血脂、心电图之外,建议再做一些必要的检查。

心电图负荷试验:用于证实心绞痛的存在。

动态心电图:可提高对非持续性异位心律,尤其是一过性心律失常及短暂的心肌缺血发作的检出率。

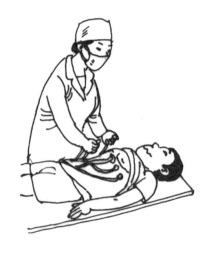

冠状动脉造影:这是目前冠心病诊断的"金标准",可以明确冠状动脉有无狭窄、狭窄的部位、程度、范围等。

超声心动图和血管内超声:超声心动图可以检查心脏大小、室壁厚度、室壁运动,对室壁瘤、心腔内血栓、心脏破裂、乳头肌功能等有重要的诊断价值。血管内超声可以明确冠状动脉内的管壁形态及狭窄程度。

心肌酶学检查:是急性心肌梗死的诊断和鉴别诊断的重要手段之一。根据血清酶浓度的序列变化和特异性同工酶的升高等指标的判断,可明确诊断急性心肌梗死。

心血池显像:可用于观察心室壁收缩和舒张的动态影像,对于确定室壁运动及心功能有重要参考价值。

核素心肌显像:可以直接显示心脏缺血区、明确缺血的部位和范围大小。

102. 糖尿病患者要做哪些重点体检项目

糖尿病是一种代谢性疾病,是由于胰岛素分泌不足而引起糖、脂肪、蛋白质三大代谢紊乱,体内多种营养物质不能被正常利用所致。主要症状是血糖、尿糖升高及糖耐量降低,并表现出多饮、多食、多尿、体重减轻("三多一少")等典型症状。

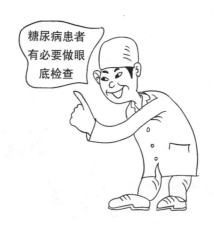

糖尿病患者除了坚持检测尿糖、血糖之外,建议再做一些必要的检查。比如,糖化血红蛋白检测、胰岛素释放试验、C肽释放试验以及肝肾功能检查等,另外还要定期进行眼科检查、足背动脉检查等。

103. 肝炎患者要做哪些重点体检项目

肝炎就是肝脏发炎。引起肝脏发炎的原因很多,如病毒、细菌、寄生虫、化学毒物、某些药物、酒精中毒,以及许多全身性疾病都可侵犯肝脏引起炎症。通常人们所说"肝炎"指的是由甲型、乙型、丙型、丁型、戊型等肝炎病毒所引起的病毒性肝炎。

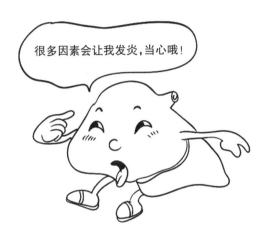

很多因素会让我发炎,当心哦!

肝炎患者首先要查清是什么原因引起的肝炎,如果是病毒性肝炎则属于哪一型;然后定期检测肝功能,了解肝脏损害程度、治疗效果;必要时还应选择针对性的检查项目。

肝细胞蛋白合成代谢指标:如总蛋白(TP)、白蛋白(ALB)、前白蛋白(PA)、胆碱酯酶(CHE)、凝血酶原时间(PT)等。

肝脏肿瘤血清标志物:甲胎蛋白(AFP)检测,早期发现肝癌。

肝胆 B 超检查:了解肝脏的大小、质地、结构等,以及胆囊、胆管形态。

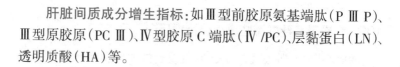

肝脏间质成分增生指标:如Ⅲ型前胶原氨基端肽(PⅢP)、Ⅲ型原胶原(PCⅢ)、Ⅳ型胶原 C 端肽(Ⅳ/PC)、层黏蛋白(LN)、透明质酸(HA)等。

104. 肿瘤患者要做哪些重点体检项目

据报道,人体的大部分肿瘤都能通过常规检查发现,为了明确诊断,应当根据癌肿发生的部位选择有针对性的检查项目。目前肿瘤检查主要包括以下几方面:

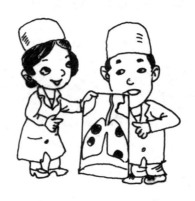

(1)影像学检查:包括 X 线常规透视、拍片、各种造影;CT(计算机 X 线断层摄影)、ECT(同位素发射计算机辅助断层显像)、磁共振检查;B 型超声检查,核医学检查等。

(2)病理学检查:脱落细胞学检查及活组织检查。

(3)内镜检查:包括各种硬性或光学纤维镜,如喉镜、支气管镜、纵隔镜、食管镜、胃镜、胃十二指肠镜、结肠镜、直肠镜、肛门镜、膀胱镜、输尿管镜、肾镜、阴道镜、宫腔镜等。

(4)生化及免疫检查:包括与肿瘤有关的各种酶检测、各种标志物检测。

105. 精神病患者要做哪些重点体检项目

精神病是指由于丘脑、大脑功能紊乱及病变而发生的感觉、记忆、思维、情感、行为等方面表现异常，存在严重心理障碍的疾病。

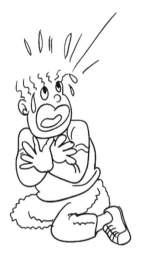

精神病的检查主要是医生通过对患者观察和交谈来判断其精神状态，观察患者的一般表现、情感反应、动作与行为、有无错觉或幻觉、自发言语等。通过交谈了解患者的触觉、知觉、言语、思维、智力、定向力、自知力等。

对脑器质性精神障碍和躯体疾病伴发精神障碍的精神病患者，需要针对脑组织、脑神经的检查，以及针对引起精神障碍的全身性疾病进行检查。

人们还可以通过一些常见的心理测评量表，对自身心理健康状况进行大致测评，以早期发现异常，主动开展干预与治疗。

106. 肺结核患者要做哪些重点体检项目

肺结核是由结核分枝杆菌侵犯肺部而引起的慢性传染病，根据患者痰液中是否检测到结核分枝杆菌，分为"菌阳"患者（具有传染性）和"菌阴"患者。肺结核患者常规检查项目是定期进行胸部 X 线片检查和痰液涂片检查；同时在服药期间要定期检查肝功能、肾功能。"菌阴"患者可选择痰液或气管镜提取物做细菌培养，或者采用体外聚合酶联反应法（PCR）检查结核菌；纤维支气管镜检查可发现支气管内膜结核、了解有无肿瘤、吸取分泌物作病原菌及脱落细胞检查,以及取活组织作病理检查等,具有十分重要的诊断价值。对久治不愈的患者,应在细菌培养的基础上做药敏试验和抗药性检测。

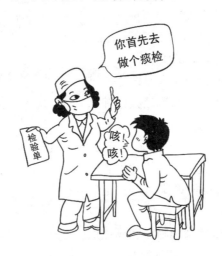

你首先去
做个痰检

肺结核患者的密切接触者,应配合医务人员开展结核菌素试验、胸片或 CT 检查,以排查是否被传染。

107. 慢性阻塞性肺气肿患者要做哪些重点体检项目

慢性阻塞性肺气肿,常见的体检有:

肺功能检查:用以明确肺部损伤的性质和程度,确定呼吸异常的原因和类型,明确治疗效果和药物的作用,对疾病的发展做出正确判断。

X 线检查:对确定肺部并发症及与其他疾病(如肺间质纤维化、肺结核等)鉴别具有重要意义。

胸部 CT 检查:一般不作为常规检查。但是在鉴别诊断时,有很高的敏感性和特异性。

血气分析：判断有无呼吸衰竭及呼吸衰竭时哪种类型，确定患者有无酸碱失衡及酸碱失衡的类型，有助观察病情严重程度。

108. 口腔疾病患者要做哪些重点体检项目

口腔疾病是重点防控的疾病之一，其体检项目主要有：

观察口唇及鼻唇沟形态、有无唇裂、唇部颜色，口腔黏膜的颜色、形态、有无溃疡、白斑。

检查牙齿的数目、形态、颜色是否正常，牙齿的排列及上下颌牙的咬合关系，牙龈有尤肿胀、增生、萎缩；是否有牙龈出血、龈沟溢脓。

观察面部左右是否对称，触诊颞下颌关节了解其活动，检查张口度、开口型及双侧关节有无压痛，张口和闭口时有无关节弹响，观察腮腺导管口、舌下肉阜（颌下腺导管开口）有无红肿溢脓、唾液分泌是否通畅、咽侧及软腭是否对称、有无膨隆，腺体有无肿块等。

如果怀疑口腔肿瘤可做 X 线片和断层摄影、CT、细胞学或活组织检查，以明确诊断。

109. 血吸虫病患者要做哪些重点体检项目

血吸虫病俗称"大肚子病"，是由于人或牛、羊、猪等哺乳动物感染了血吸虫尾蚴所引起的一种传染病和寄生虫病。血吸虫病按照病程可分为急性血吸虫病、慢性血吸虫病和晚期血吸虫病。根据流行病学史，通过病原学检查和血清免疫学检查，血吸虫病诊断并不困难。

血吸虫病患者在治疗过程中或结束治疗后，需要定期检查的项目包括肝脏、胆囊和脾脏的 B 超检查，了解肝脾是否肿大；肝功能检查，掌握肝脏功能的变化和趋势；乙状结肠镜检查可以发现肠黏膜是否出现病变,如黄斑、息肉、瘢痕、肥厚、充血、水肿、溃疡等改变。

国家对晚期血吸虫病患者内科治疗有救助项目,可咨询当地疾控中心。

110. 婚前体检有哪些项目

婚前体检是婚前医学检查,主要是对准备结婚的男女双方可能患影响结婚和生育的疾病进行的医学检查。为了婚后家庭的美满幸福,为了下一代的聪明健康,每一对新人应当进行婚前体检。婚前体检的项目主要有:病史询问,一般检查,尿常规检查,血常规检查,大便常规检查,肝功能检查,胸部透视/摄片结核病等肺部疾病检查,染色体检测,梅毒、淋病和 HIV 筛查,女性白带常规检查,内分泌全套月经不调检查,阴液常规和阴道毛滴虫及念珠菌检查。必要时根据具体情况做相关病原体确证实验、精液检查、心电图、B超、内分泌检测、活体组织病理检查、智商测定等。

四、特殊检查项目

111. CT 检查能查哪些问题

CT 是用 X 线束对人体某部一定厚度的层面进行扫描,由探测器接收透过该层面的 X 线,转变为可见光后,由光电转换变为电信号,再经模拟 / 数字转换器转为数字,输入计算机处理。一般来说,CT 对所有器质性疾病都可以进行检查,尤其对密度差异大的器质性占位病变检查有优势,能定性诊断。如脑部 CT 检查,对肿瘤、出血及梗死等病灶检查效果好;腹部实质脏器的占位病变,如肝、脾、胰、肾、前列腺等部位的肿瘤,对乳腺、甲状腺等部位的肿块也能显示并做出诊断;其次则是对胸腔、肺、心腔内的肿块,脊柱、脊髓、盆腔、胆囊、子宫等部位的肿块检查。

112. 磁共振检查能查哪些问题

磁共振成像是利用电子计算机对人体断面进行图像分析诊断的检查方法,其基本原理是人体所含氢原子在强磁场下给予特定的高波后会发生共振现象,产生一种高波数的电磁波。磁共振正是利用这个性质,采用电子计算机对磁场的变化收集处理并图像化。磁共振成像(MRI)具有无放射线损害,无骨性伪影,能多方面、多参数成像,有高度的软组织分辨能力,不需使用对比剂即可显示血管结构等独特的优点。几乎适用于全身各系统的不同疾病,如肿瘤、炎症、创伤、退行性病变以及各种先天性疾病的检查。对颅脑、脊椎和脊髓病的显示优于 CT。它可不用血管造影剂即显示血管的结构,故对血管、肿块、淋巴结和血管结构之间的相互鉴别,有其独到之处。它还有高于 CT 数倍的软组织分辨能力,敏感地检出组织中水含量的变化,能清楚、全面地显示心腔、心肌、心包及心内其他细小结构,是诊断各种心脏病以及心功能检查的可靠方法。

113. 胃镜检查能查哪些问题

胃镜检查借助一条细长的软管,从口腔进入食管、胃、十二指肠,通过管子前部带有光源的电子摄像机观察和了解胃肠部位病变,为消化科医生提供直观的临床诊断依据。胃镜检查能直接观察到被检查部位的真实情况,是诊断上消化道疾病的重要方法。慢性胃炎和消化性溃疡最可靠的检查方法就是胃镜检查。胃镜检查除可对胃黏膜表面作直接肉眼观察外,还可同时作胃黏膜病理活组织检查,以明确诊断。对判断慢性胃炎的程度和肠上皮化生的有无,鉴别溃疡病变的良性、恶性,判定上消化道出血的病因以及早期发现胃癌等,胃镜检查有独特的功效。部分上消化道出血病例及早期癌症等还可在胃镜下得到治疗,减少创伤。

114. 肠镜检查能查哪些问题

肠道疾病,尤其是结直肠肿瘤,发病率高,起病隐匿,发现时往往已是中晚期。近年来各地推行结直肠癌筛查,通过对粪便隐血试验初筛阳性的人群,开展肠镜检查,以期早期发现癌症病变。肠镜检查前需进行肠道准备,喝一些导泻药物以排净肠腔内的粪便,以便肠镜检查时能有良好清晰的视野。

肠镜检查是经肛门将肠镜循腔插入至回盲部,从黏膜侧观察结肠病变的检查方法。肠镜检查几乎可以满足全部结肠区域

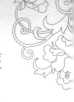

的检查需要。 通过结肠镜能顺次地、清晰地观察肛管、直肠、乙状结肠、结肠、回盲部黏膜状态,而且可以进行活体的病理学和细胞学检查。发现癌前病变,如腺瘤性息肉等,可进行肠镜下切除,从而阻断其向肠癌发展的过程,达到防癌的目的。

115. 颈动脉斑块检查能查哪些问题

颈动脉斑块,是老年人常见的病变。颈动脉硬化,出现斑块,堵塞管腔,导致往上颅脑血管供血不足,脑组织缺血。斑块容易脱落,随着血流,到达颅脑中动脉或者前动脉分支,将堵塞供应脑组织的血管,出现脑梗死。

目前检查颈动脉斑块的手段有超声、CT 和磁共振等。颈动脉超声检查是三个检查中最直接、最方便、最经济、最安全(无辐射)、应用最广泛的检查。它不仅能清晰显示血管内中膜是否增厚、有无斑块形成、斑块形成的部位、大小、是否有血管狭窄及狭窄程度、有无闭塞等详细情况,还能进行准确的测量及定位,在动脉粥样硬化的流行病学调查和对动脉粥样硬化预防、治疗试验的有效性评价中发挥关键作用。

116. 前列腺检查能查哪些问题

前列腺检查最简便的方法是经肛门指诊检查前列腺,可以检查前列腺的大小、外形、有无压痛,从而对前列腺疾病进行初步诊断和筛检。

B 超是检查前列腺的常用方法,有经直肠探测法和经耻骨上腹部探测法等方式,可对前列腺做出准确测量,对于各种前列腺疾病均有重要的诊断意义,具有简便、无创、无损伤、快速等优点。

X 线检查在前列腺疾病的诊断中有重要价值。如平片可检测前列腺有无钙化或结石影。造影可帮助检查有无前列腺增生或前列腺癌。CT检查对前列腺疾病的鉴别诊断更具有重要意义。

前列腺穿刺活组织检查对于明确前列腺肿块的性质十分有用,对明确前列腺肿瘤的组织分型和细胞学特征帮助极大。可以经直肠针吸活检,也可以经会阴穿刺活检。

117. 骨密度检查能查哪些问题

临床进行骨密度检查主要有五个用途:

(1)可为骨质疏松诊断提供依据;

(2)可为检测骨折风险提供依据;

(3)对临床治疗效果作出评价;

(4)新型骨密度检查可以判断心血管疾病的发病风险;

(5)椎体骨折评估、髋关节生物力学分析结合骨密度检查,可预测骨折风险;一般骨密度检查选用正位脊柱和/或双侧股骨。当患者的脊柱有明显的增生或变形时,双侧股骨扫描更有意义。

118. 甲状腺功能五项监测能查出哪些问题

甲状腺疾病是排在糖尿病之后的第二大内分泌系统疾病。全球范围内超过3亿人患有甲状腺疾病,因此开展甲状腺功能的监测,对防控甲状腺疾病意义重大。甲状腺功能监测五项指标:(FT_3)游离三碘甲状腺原氨酸、(FT_4)游离甲状腺素、(TSH)促甲状腺激素、(TT_3)总三碘甲状腺原氨酸、(TT_4)总甲状腺素。甲功五项是甲状腺疾病诊断中最基本的检查项目,监测检查结果可以反映甲状腺各项功能指标,是甲状腺疾病诊断的基础。由于TSH是甲状腺功能紊乱的首选筛查项目,所以评估甲状腺功能的测定也可以先联合测定 FT_3、FT_4 和 TSH,如发现有异常变化再追加检测 TT_3、TT_4、抗甲状腺球蛋白抗体(TGAB)、甲状腺过氧化物酶抗体(TPOAB),这样就能更加全面了解甲状腺功能。五项检查对常见疾病与致病原因间的关系如下:

常见疾病	TT_3	TT_4	FT_3	FT_4	TSH	致病原因
甲亢	↑	↑	↑	↑	↓	多与碘过量有关
垂体性甲亢	↑	↑	↑	↑	↑	与脑垂体病变有关
T_3 型甲亢	↑	—	↑	—	↓	多发于缺碘地区
T_4 型甲亢	—	↑	—	↑	↓	碘摄入过多
亚临床甲亢	—	—	—	—	↓	提示即将发生甲亢
甲减	↓	↓	↓	↓	↑	缺碘或者甲状腺炎自身免疫疾病
亚临床甲减	—	—	—	—	↑	提示即将发生甲减
垂体性甲减	↓	↓	↓	↓	↓	脑垂体病变

119. 性激素六项检测能查出哪些问题

性激素六项检测,是女性生殖系统常规检查项目。常用的性激素六项即:卵泡生成激素(FSH)、黄体生成激素(LH)、雌二醇(E_2)、孕酮(P)、睾酮(T)、催乳激素(PRL)等。通过激素六项检测可了解女性内分泌功能,明确卵泡期、黄体期、排卵期绝经期等,对优生优育及针对性保养卵巢等都有十分重要的作用。同时对诊断与内分泌失调相关的疾病,如月经周期紊乱、闭经、生殖道异常出血、妇科相关肿瘤等也相当有帮助。在男性,出现精液异常、阳痿、激素相关肿瘤等,也需要检查性激素六项。

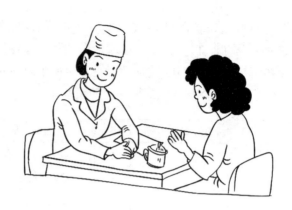

120. 肿瘤标志物检查有什么意义

肿瘤标志物的监测,对早期发现肿瘤,观察肿瘤治疗的疗效以及判断患者预后有十分重要意义。目前发现的具有临床意义的肿瘤标志物已达 100 多种,而临床上常用的肿瘤标志物有:

(1)甲胎蛋白(AFP):为原发性肝癌、睾丸癌、卵巢癌等肿瘤的标志物;

(2)癌胚抗原(CEA):为消化系统肿瘤、肺癌、乳腺癌等肿瘤的标志物;

(3)糖类抗原 125(CA125):为卵巢癌等肿瘤的标志物;

(4)糖类抗原 153(CA153):为乳腺癌等肿瘤的标志物;

(5)糖类抗原 19-9(CA19-9):为消化系统肿瘤的标志物;

(6)糖类抗原 724(CA724):为胃癌、卵巢癌等肿瘤的标志物;

(7)糖类抗原 242(CA242):为消化系统肿瘤的标志物;

(8)糖类抗原 50(CA50):为消化系统肿瘤、乳癌、肺癌等肿瘤的标志物;

（9）CYFRA21-1（Cy211）：为非小细胞肺癌等肿瘤的标志物；

（10）神经元特异性烯醇化酶（NSE）：为小细胞肺癌、神经内分泌肿瘤等肿瘤的标志物；

（11）前列腺特异性抗原（PSA）：为前列腺癌的肿瘤标志物；

（12）人绒毛膜促性腺激素（HCG）：为胚胎细胞癌、滋养层肿瘤（绒癌、葡萄胎）等肿瘤的标志物；

（13）甲状腺球蛋白（TG）：为甲状腺癌的标志物；

（14）铁蛋白（SF）：为消化系统肿瘤、肝癌、乳腺癌、肺癌等肿瘤的标志物；

（15）β_2-微球蛋白（β_2-MG）：在慢性淋巴细胞白血病、淋巴瘤、骨髓瘤、肺癌、甲状腺癌、鼻咽癌等患者体液中升高；

（16）鳞状细胞抗原（SCC）：为宫颈癌、肺鳞癌、食管癌等肿瘤标志物。

但要指出的是，目前临床上检测的肿瘤标志物绝大多数不仅存在于恶性肿瘤中，也存在于良性肿瘤、胚胎组织、甚至正常组织中。因此，选择敏感性和特异性肿瘤标志物进行动态监测和多项联合检查更具有诊断价值。